カラダを整える

# やさしいヨガ
## プログラム

*Yoga programs
to purify
your heart & body*

近藤真由美 監修
AVI 実演

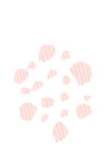
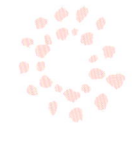

朝日新聞出版

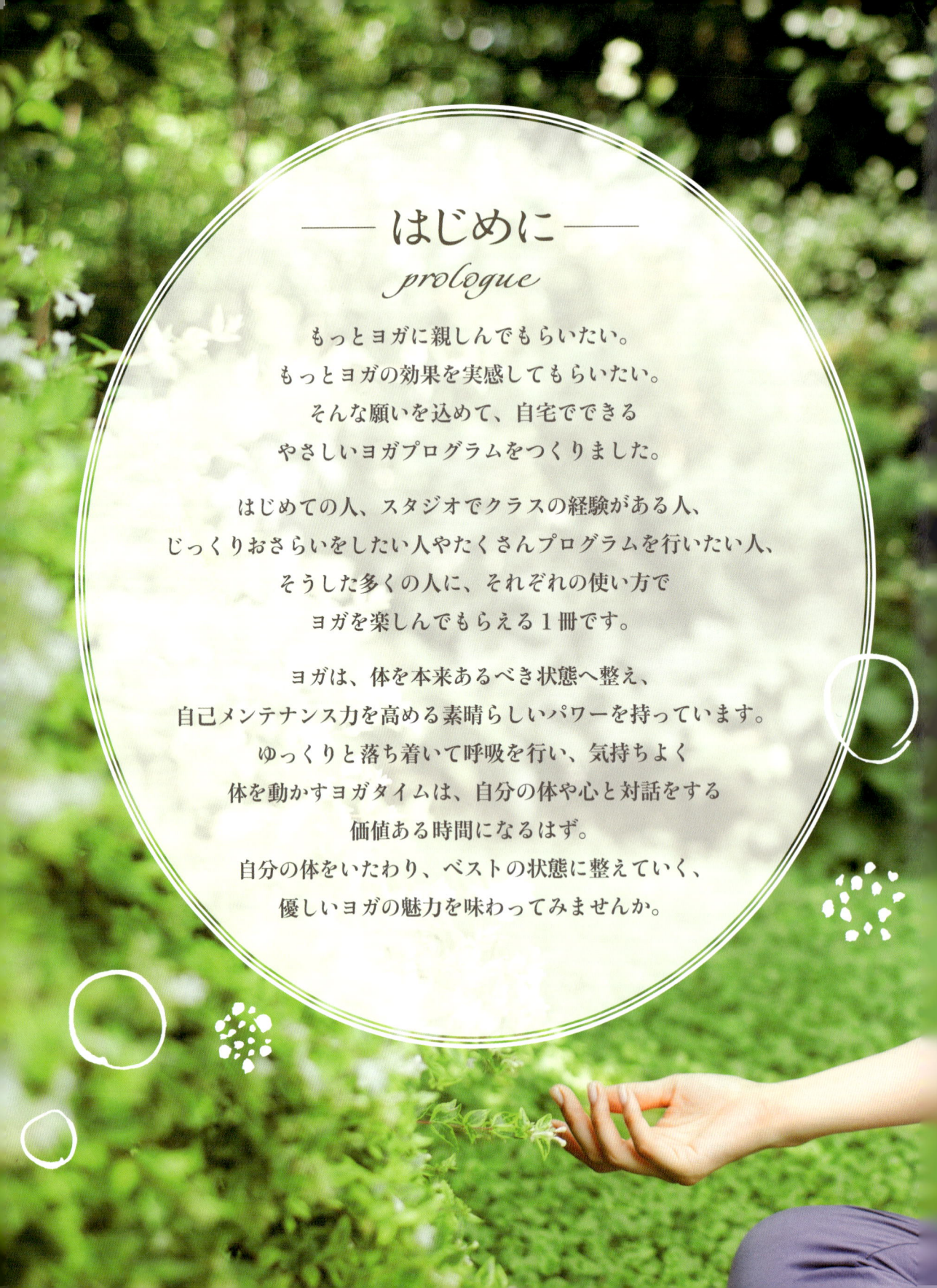

## はじめに
### prologue

もっとヨガに親しんでもらいたい。
もっとヨガの効果を実感してもらいたい。
そんな願いを込めて、自宅でできる
やさしいヨガプログラムをつくりました。

はじめての人、スタジオでクラスの経験がある人、
じっくりおさらいをしたい人やたくさんプログラムを行いたい人、
そうした多くの人に、それぞれの使い方で
ヨガを楽しんでもらえる1冊です。

ヨガは、体を本来あるべき状態へ整え、
自己メンテナンス力を高める素晴らしいパワーを持っています。
ゆっくりと落ち着いて呼吸を行い、気持ちよく
体を動かすヨガタイムは、自分の体や心と対話をする
価値ある時間になるはず。
自分の体をいたわり、ベストの状態に整えていく、
優しいヨガの魅力を味わってみませんか。

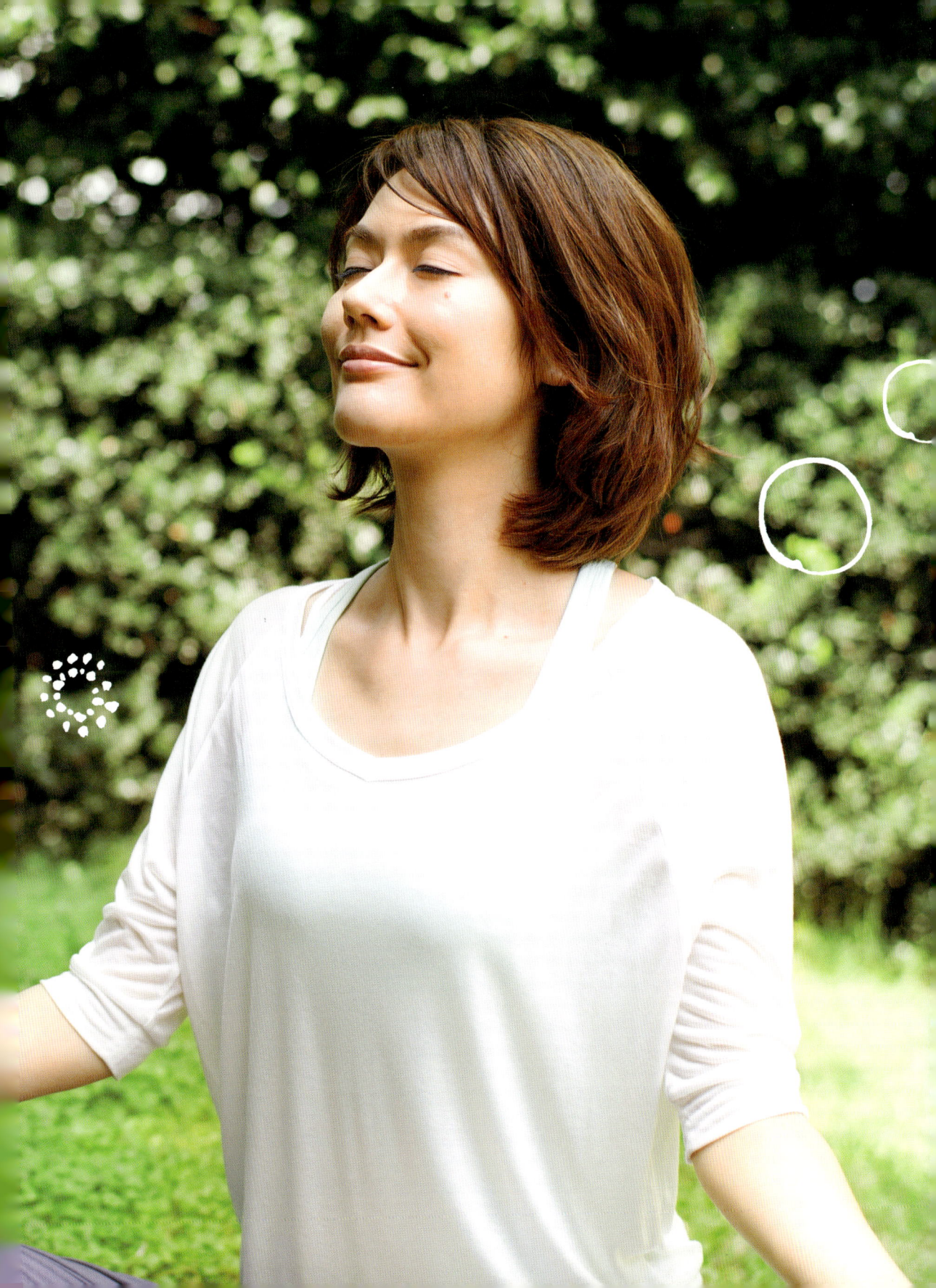

# 本書のこだわりポイント

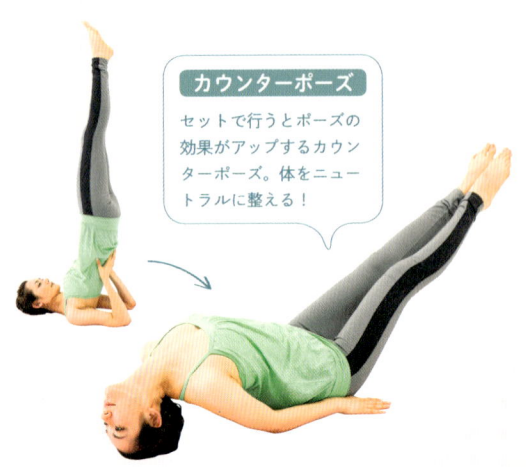

**カウンターポーズ**
セットで行うとポーズの効果がアップするカウンターポーズ。体をニュートラルに整える！

## 自己治癒力UP！
## 体の中からじわじわ効く！

- 内臓や甲状腺へはたらきかけるポーズがたくさん
- プログラムは、効果が最大限に生かされる組み合わせ

## 初心者も、経験者も
## ずっと長く使える

- Easyポーズ、アイテムを使ったポーズなどのアドバイス満載
- 深い呼吸（プラーナヤーマ）や、体内の浄化法（クリヤ）も紹介
- 効果一覧（P.30）から体調に合わせてポーズをチョイスできる！
- たっぷり10プログラムを収録

**お役立ちコンテンツがたっぷり！**
- 全ポーズ効果一覧
- 太陽礼拝
- シチュエーション別おすすめ1ポーズ

など

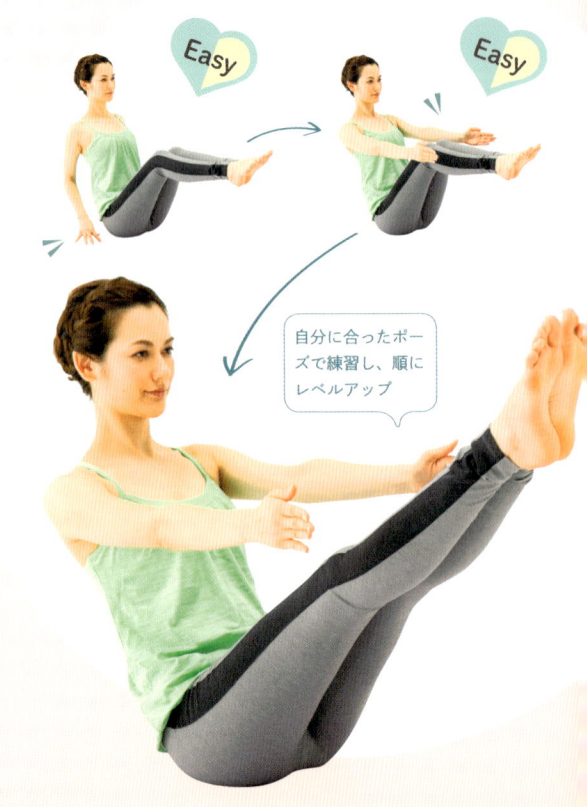

自分に合ったポーズで練習し、順にレベルアップ

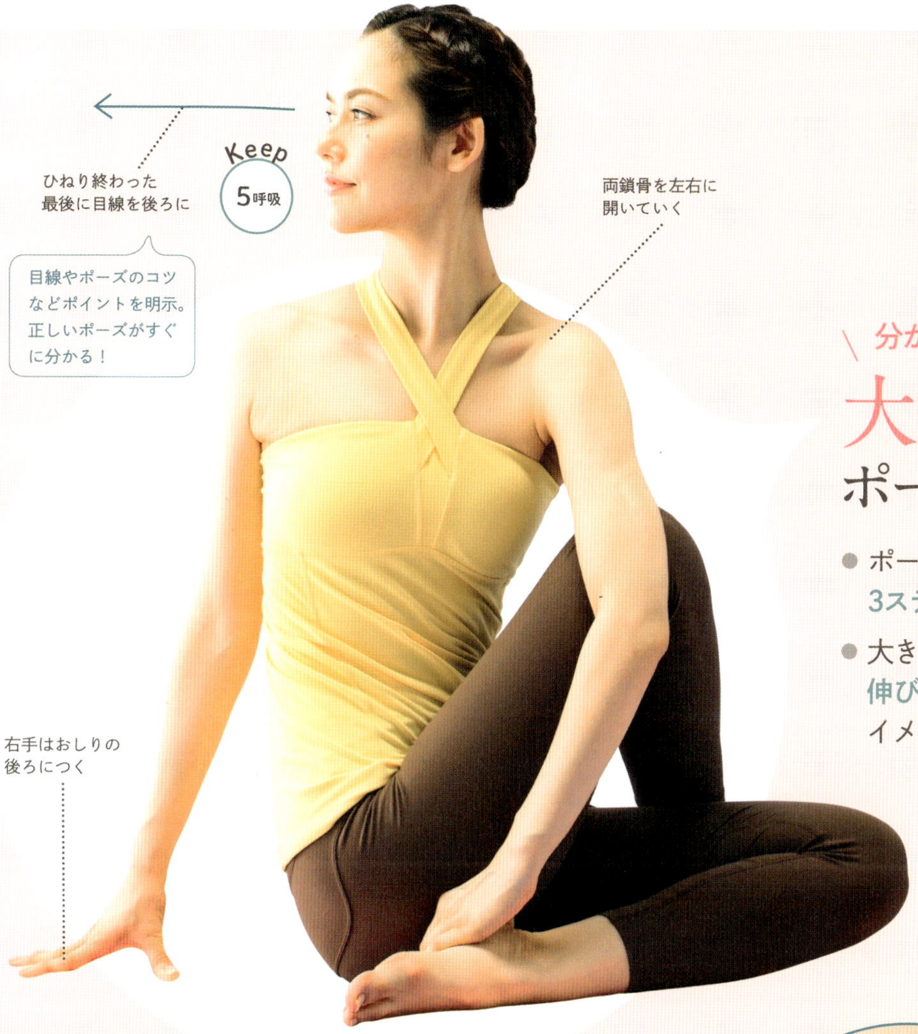

ひねり終わった
最後に目線を後ろに

**Keep**
5呼吸

両鎖骨を左右に
開いていく

目線やポーズのコツ
などポイントを明示。
正しいポーズがすぐ
に分かる！

\ 分かりやすい！ /
# 大きい
### ポーズ写真

- ポーズはラクラク
  3ステップ
- 大きな写真で
  伸びやかなポーズの
  イメージを育める

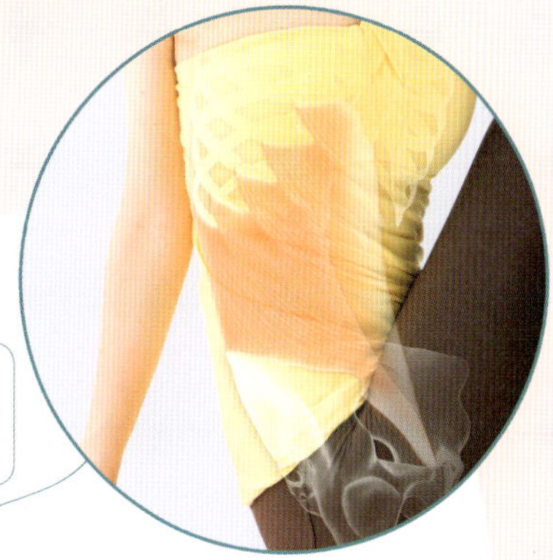

右手はおしりの
後ろにつく

\ グングン上達！ /
# 効きドコロが
# 意識できる！

- 体のどこに効いているのか
  パッとわかる体内グラフィックで
  伸びや刺激のイメージが
  つかみやすい

効きドコロが意識し
やすく、ポーズがピ
タッと決まる！

**効きドコロ Focus**
### わき腹の
### 筋肉を刺激

# Contents

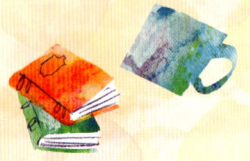

- はじめに …………………… 2
- 本書のこだわりポイント …… 4
- 本書の使い方 ……………… 8
- DVDの使い方 ……………… 10

## ヨガの基本 …… 11

- ヨガをはじめるまえに ……… 12
- ヨガと暮らそう ……………… 14
- 効果を高めるコツ7 ………… 18
- 呼吸を感じるということ …… 20
- 体のしくみ ………………… 24
- 基本のポーズ DVD ………… 26
  - くつろぎのポーズ ………… 26
  - ワニのポーズ …………… 26
  - 山のポーズ ……………… 27
  - 杖のポーズ ……………… 27
  - 蓮華座 …………………… 27
  - 安楽座 …………………… 27
- 太陽礼拝にチャレンジ！ DVD … 28
- 全ポーズ効果一覧 ………… 30
- シチュエーション別おすすめ1ポーズ ……… 32

## program 1 DVD
### 心が穏やかになる
### 気持ちリセットプログラム …… 33

- 1-1 ヤシの木のポーズ ……………… 36
- 1-2 横曲げのポーズ ………………… 38
- 1-3 立ったねじりのポーズ ………… 40
- 1-4 ねじった三角のポーズ ………… 42
- 1-5 木のポーズ ……………………… 44
- 1-6 立ち前屈のポーズ ……………… 46
- 1-7 椅子のポーズ …………………… 48
- 1-8 ブラフマームードラ …………… 50

## program 2
### 腰まわりの緊張を解く
### 体幹ほぐしプログラム ……… 51

- 2-1 クロコダイルのポーズ ………… 54
- 2-2 バッタのポーズ ………………… 56
- 2-3 弓のポーズ ……………………… 58
- 2-4 ラクダのポーズ ………………… 60
- 2-5 カラスのポーズ ………………… 62
- 2-6 船のポーズ ……………………… 64
- 2-7 ウジャーイ呼吸 ………………… 66

## program 3
### 内臓を刺激し毒素排出を促す
### デトックスプログラム ……… 67

- 3-1 猫のポーズ ……………………… 70
- 3-2 子供のポーズ …………………… 72
- 3-3 背中を伸ばすポーズ …………… 74
- 3-4 半分の魚の王のポーズ ………… 76
- 3-5 金剛座 …………………………… 78
- 3-6 仰向けの金剛座 ………………… 80
- 3-7 ヨーガムドラー ………………… 82
- 3-8 アグニサーラ …………………… 84

## program 4
血の巡りをよくし心身イキイキ
### 気分UP プログラム ……… 85
- 4-1 頭をひざにつけるポーズ …………… 88
- 4-2 上を向いたカエルのポーズ ………… 90
- 4-3 半分の鋤(すき)のポーズ ……………… 92
- 4-4 肩立ちのポーズ …………………… 94
- 4-5 脚を伸ばした魚のポーズ …………… 96
- 4-6 ウサギのポーズ …………………… 98
- 4-7 カパーラパーティ ………………… 100

## program 5
背骨まわりがじんわりほぐれる
### 自律神経調整プログラム…101
- 5-1 ガス抜きのポーズ ………………… 104
- 5-2 鋤のポーズ ………………………… 106
- 5-3 橋のポーズ ………………………… 108
- 5-4 仰向けで足の親指をつかむポーズ
  （ひざ曲げバージョン）……………… 110
- 5-5 腹部のねじりのポーズ …………… 112
- 5-6 コブラのポーズ …………………… 114
- 5-7 ナーディーショーダナ …………… 116

## DVD特典
### program 6
スッキリ目覚める
**寝起き** プログラム ……… 118

### program 7
寝つきがよくなる
**おやすみ** プログラム ……… 120

### program 8
しっかりやりたい！
**ロング** プログラム ……… 122

シャバーサナ ガイダンス
……… 124

おわりに ……………… 126

DVD 太陽礼拝(Another version)を
DVDのみ収録。

### Petit Column
- あなたの心の状態がわかる!? ……… 50
- 誰にでもチャレンジできる調気法 … 66
- 体の詰まりを取ろう！ ……… 84
- エナジーアップの浄化法 ……… 100
- いま、どちらの鼻で呼吸をしている？
  ……… 116

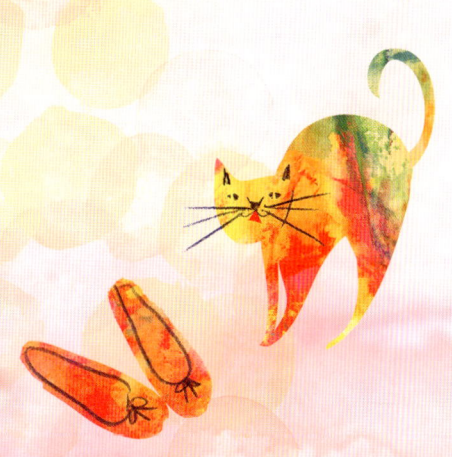

気持ちよくヨガを楽しむための
# 本書の使い方

### ポーズのねらいと効果
ポーズの主なねらいと効果です。そのほかの効果はP.30の全ポーズ効果一覧を確認しましょう。

### DVDマーク
DVDで紹介しているページは、このマークを表示しています。

### ポーズは3ステップ
3ステップでポーズをまとめました。特に指示のない場合、Down poseへの移行は3→2→1と戻ります。

### 呼吸マーク
特に指示のない場合、全体を通して、常に自然呼吸で行います。呼吸のタイミングと回数の目安をアイコン表記しているので、参考にしましょう。

**おことわり**
● 効果の感じ方には個人差があります。● 呼吸の回数は目安です。気持ちよく感じる長さや回数で行いましょう。● ポーズ中に痛みや違和感を覚えたら、中断してください。● 体調を見て、自身の責任において行ってください。よりステップアップしたい場合は、指導者のもとで学びましょう。

### ポーズ名
ポーズの日本語名と、サンスクリット名をローマ字表記したものです。

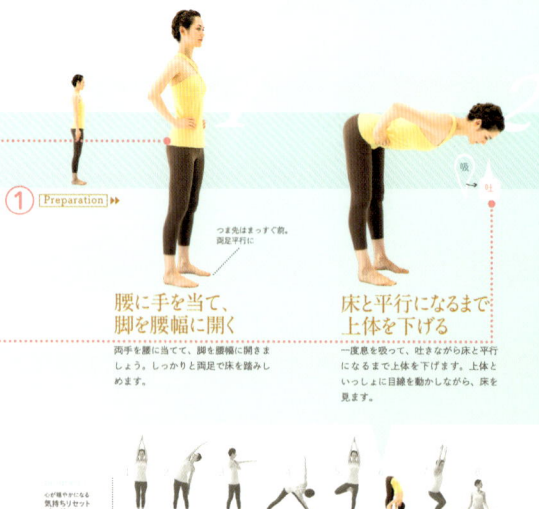

### プログラムの構成
プログラムの流れが一目で分かります。次のポーズや、いま何番目のポーズなのかを確認しましょう。

## プログラムの流れをCheck！

プログラムには、ピークとなるポーズや、呼吸を落ち着かせるポーズなどがバランスよく組み込まれています。事前に全体の流れを確認してからチャレンジしましょう。

**DVD収録　心と体をキレイにする10プログラム+α**

1. 気持ちリセットプログラム
2. 体幹ほぐしプログラム
3. デトックスプログラム
4. 気分UPプログラム
5. 自律神経調整プログラム
6. 寝起きプログラム
7. おやすみプログラム
8. ロングプログラム
9. 太陽礼拝
10. 太陽礼拝（Another version）

**DVD特典**　くつろぎ　シャバーサナガイダンス

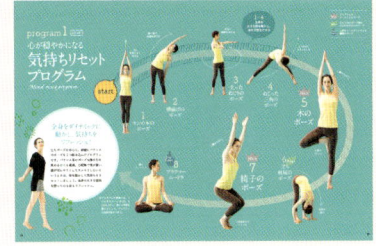

### NG例
つい陥りがちな悪いポーズの例です。

### アイテムの使用
ブランケットや壁など、家庭でも用意できるアイテムを使ったポーズを紹介しています。

### ①Preparationと②Down pose
PreparationとDown poseとして、始まりと終わりに呼吸を整える姿勢を紹介。ポーズの効果を高め、体に負担をかけないための大切なプロセスです。

### 難易度別ポーズ
自分に合ったポーズでムリなくヨガを楽しんで。

### 効きドコロの体内グラフィック
ポーズをキープしているときの、筋肉や骨、内臓の様子をグラフィックでビジュアル化。効かせたい部位を意識し、ポージングを行いましょう。

#### 使用アイコン

- Easy　難易度が下がるポーズ
- Hard　難易度が上がるポーズ
- Variation　手や脚の位置を少し変えたポーズ。やりやすいポーズをチョイス！

# 気持ちよくヨガを楽しむための
# DVDの使い方

DVD収録 136分

## ◎ 1.DVDをプレーヤーに挿入　メインメニューが表示されます

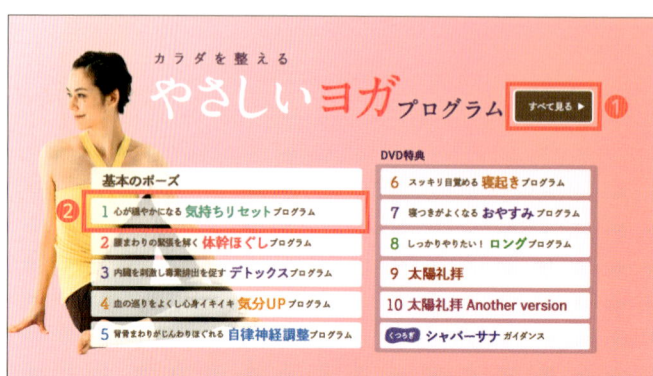

❶ 収録している映像（6～8除く）を順に再生します

❷ 各プログラムメニューが表示されます
見たいプログラムが選択できます

## ◎ 2.メニューを選ぶ　見たいプログラムやポーズを選択しましょう

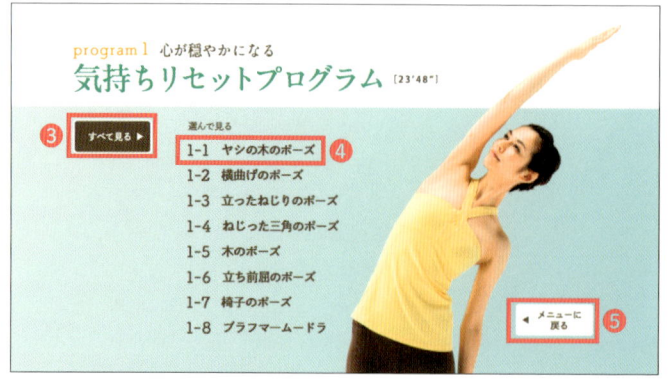

❸ プログラムのポーズすべてを順に再生します

❹ ポーズを個別に再生します

❺ メインメニューに戻ります

---

⚠ ● 視聴の際は、部屋を明るくし、画面から離れてご覧ください。長時間続けての視聴は避け、休憩を取りながらご覧ください。● DVDは映像と音声を高密度に記録したディスクです。12センチDVD対応のプレーヤーで再生してください。なお、DVDドライブ付パソコンやゲーム機などの一部の機種では再生できない場合があります。使用環境や操作方法についてのお問い合わせには応じかねますので、ご了承ください。また、プレーヤーやデータに万一何らかの損害が生じても、いかなる補償もいたしかねます。● ディスクは両面とも指紋・汚れ・キズ等をつけないように取り扱ってください。また、ディスクに対して大きな負荷がかかると微小な反りが生じ、データの読み取りに支障をきたす場合もありますのでご注意ください。● このディスクを無断で複製、放送、上映、配信することは法律により禁じられています。
● 図書館における館外貸し出しが可能です。

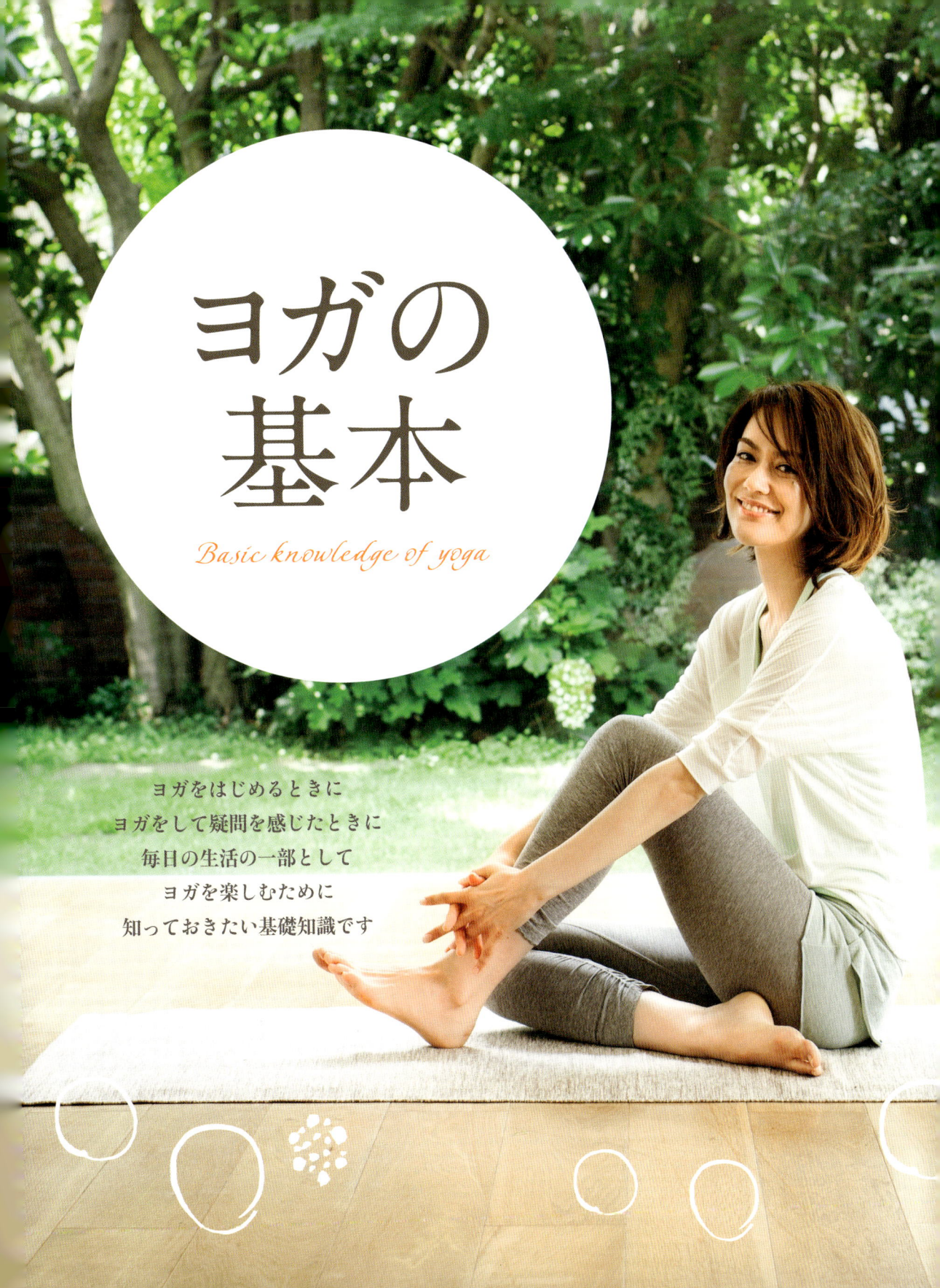

# ヨガの基本

*Basic knowledge of yoga*

ヨガをはじめるときに
ヨガをして疑問を感じたときに
毎日の生活の一部として
ヨガを楽しむために
知っておきたい基礎知識です

# ヨガをはじめるまえに

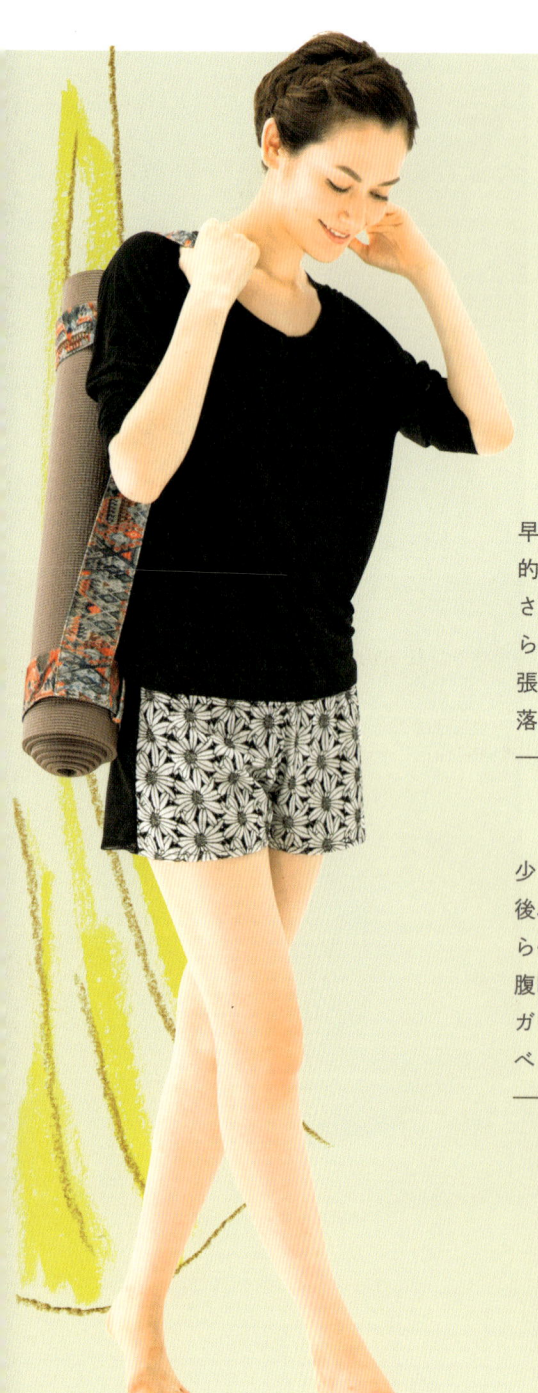

### 時間
早朝か夕方に行うのが理想的です。朝は気持ちを充実させ、一日の仕事をはかどらせます。夕方は仕事の緊張や疲れを取り除き、心を落ち着かせるでしょう。

### 食事
少なくとも食事の2〜4時間後、食べ物が消化されてから体を動かしましょう。空腹時が理想です。また、ヨガをした直後30分は、なるべく食事をとるのを控えて。

### 場所
「清潔で風通しがよい」「暑すぎず、寒すぎない」「騒音が少なく、直射日光が当たらない」といった、集中できる快適な空間がヨガをするのにおすすめです。

### 体調
発熱時、体に痛みがあるときなど、どこかに異常を感じている場合には、お休みするようにしましょう。自分の体調を見ながら行って。

**Caution**
月経中は、逆転のポーズやお腹に負担のかかるポーズを避けるようにしましょう。妊娠中、出産直後は医師と相談を。月経中でも、以下のメニューはムリなく取り組めます。
・P.66 ウジャーイ呼吸
・P.74 背中を伸ばすポーズ
・P.88 頭をひざにつけるポーズ

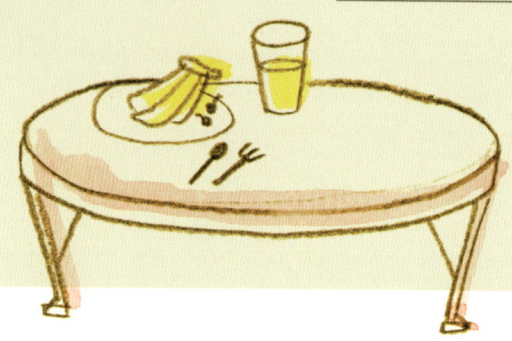

安全に、そして気持ちよくヨガを楽しむために、
事前に知っておきたいことを確認しましょう。

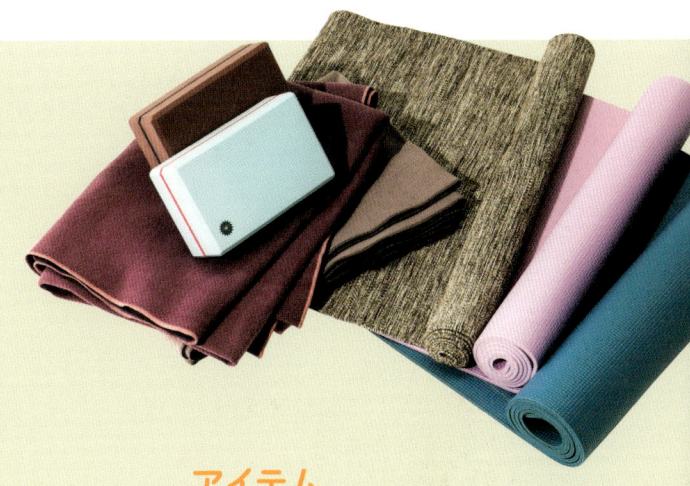

### 効果

正しくポーズがとれていると、心身ともに軽快になり、心と体の一体感を得られるはず。気力・体力ともにUPしていくでしょう。間違った方法で取り組んでしまうと、不快感、違和感を覚えるかもしれません。その場合、方法を見直し、経験のある指導者から指示をもらう必要があります。

### 目的

ヨガとはライフスタイル。ダイエット、メンタルの安定、毎日の運動など、目的は何でもOKです。よりよい生活のために、ヨガを取り入れてみてください。

### ウエア

動きやすく、ストレスのない服装で行いましょう。専門のヨガウエアは、伸びもよく発汗性に富むなど機能面で優れますが、特別なものでなくても問題ありません。

### アイテム

あると便利なグッズを紹介します。

- ●ヨガマット、ヨガラグ
  手足を安定させ、体への衝撃をやわらげる
- ●ブランケット
  床との接触時の痛みをやわらげ、ポーズを安定させる
- ●ヨガブロック
  床に手が届かないときなどのサポートとして体を安定させる
- ●壁、椅子
  寄りかかったり、体重をのせたりしてポーズのサポートに

※本書では、サポートとしてブランケットの使用を紹介しています。タオルやクッションでの代用が可能です。

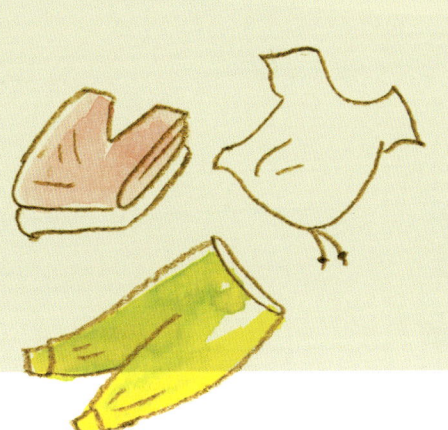
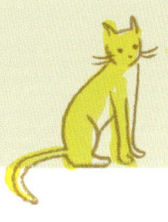

## ヨガとエクササイズの違いって？

ズバリ、その答えは呼吸です。

私たちは、いつも自分の外側に意識を向けてしまいがち。ヨガはそれをやめて、自分自身と向き合い呼吸に集中します。エクササイズのように呼吸や心拍数を乱さず、他人や過去の自分と競争しません。心地よい呼吸のなかで、心身のバランスを整えることができるのがヨガなのです。

### 初心者さん 要Check！
### ヨガをするとき まずこの2つに気をつけたい！

**1 意識的に体を使う**
何も考えず、ただポーズの真似をしないこと。どこをどう動かすか、部位や動作を意識。

**2 体や心の変化を感じる**
気持ちよさや筋肉の伸びなどが感じ取れるはず。何も感じない場合は、やり方を見直して！

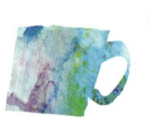
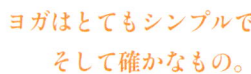

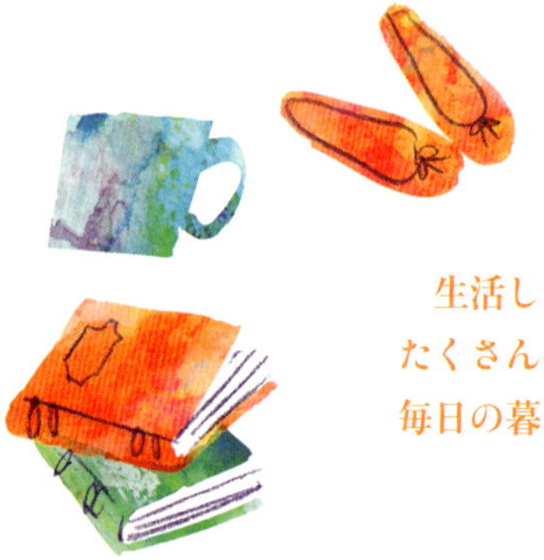

ヨガはとてもシンプルでそして確かなもの。生活していくうえで大切なことをたくさん与えてくれるメソッドです。毎日の暮らしに、そのエッセンスを。

# ヨガと

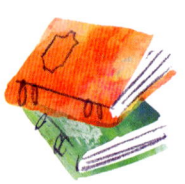

## ポーズに取り組むときに

ヨガにとってポーズとは、瞑想の状態を深めるためのもの。ポーズをとることだけがヨガの目的と考えず、自分と向き合うひとつの手段として取り組んで。

特性や流れを理解し、効果的にポージングを行いましょう。

### ポーズの3タイプ

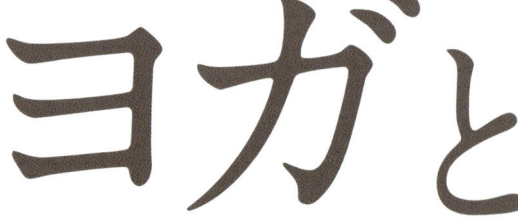

**1 瞑想のポーズ** 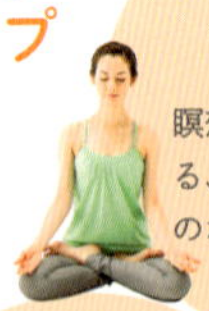
瞑想を行うのに適している、土台の安定した座位のポーズ。

**2 リラックスのポーズ**
仰向けやうつ伏せになって、全身を脱力したおやすみのポーズ。

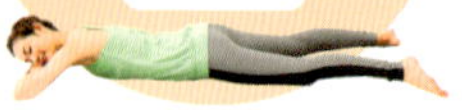

**3 体を養うポーズ**
一定時間のホールド、繰り返しにより、効果や完成度が高まるポーズ。

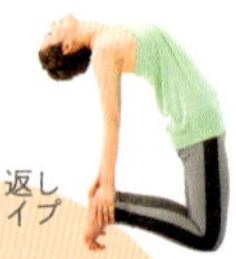

繰り返しタイプ
ホールドタイプ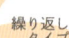

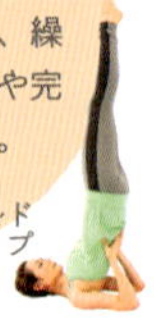

### ポーズのSTEP　主に、体を養うポーズは以下の流れです

| おやすみ | ▶ | ポーズIN | ▶ | ポーズKEEP | ▶ | ポーズOUT | ▶ | おやすみ |
|---|---|---|---|---|---|---|---|---|
| 呼吸を整え準備をする、静的な状態 | | おやすみの姿勢からポーズに入る、動的な状態 | | 完成ポーズを保っている、静的な状態。安定して快適 | | 完成ポーズをといて、おやすみの姿勢に移る動的な状態 | | 余韻のなかで呼吸を整え、ポーズの効果を高める静的な状態 |

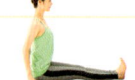 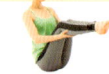 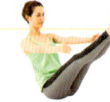 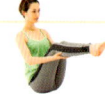 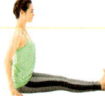

## ヨガ＝バランスをとること

本来のあるべき状態へと体を整えてくれるヨガ。ムリに心拍数を上げて大汗をかくことはないため、反動で多くのエネルギー（食べ物）を欲することもありません。必要な分だけを求めるように体内システムが整い、太りすぎ・痩せすぎを緩和します。

食や運動をコントロールする習慣がつけば、生活はエコでシンプルに。ヨガは、ライフスタイル全体をうまく循環させるサポートをしてくれるのです。

# 暮らそう

## "自己メンテナンス力"を高める秘訣

### アーユルヴェーダ
体が求める適度な食事を、おいしく頂く。溜まった毒素はすぐに出す。これが基本セオリーです。

ヨガとともに、自己メンテナンス力を高める知恵として知られているのが、アーユルヴェーダ。ヨガと深く関わり、ともに発展してきたとされています。

早起きや腹八分目の食事といったアーユルヴェーダのメソッドにより、ヨガの効果は最大限にUP！一度、自分の体と生活に問いかけをしてみませんか。

- お腹がすいてからごはんを食べていますか？
- 美味しく食事を楽しんでいますか？
- 水分、油分は足りている？
- 汗、尿、便はきちんと出ている？

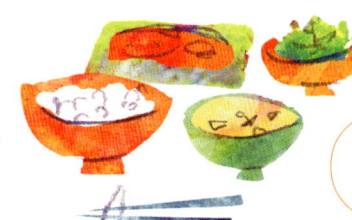

→ バランスを意識したライフスタイルの実践は次ページで紹介！

## ヨガと暮らそう ライフスタイルを考える

# バランスを意識すると一日が快適に！

体の内側から、なおかつ心も健やかになるには、ヨガやアーユルヴェーダを生活の一部として毎日ムリなく実践していくことが近道に。急がば回れ。マットの上でのポージングの時間以外にも、自分を見直す時間を設けてみてはいかがでしょうか？

### 明け方の起床

6時までには起きましょう。それを過ぎると一日中体の重さを感じてしまいます。日の出の96分前から日の出までの時間帯をアーユルヴェーダではコスミック・インテリジェンスと呼びます。静けさのなかで頭が冴えわたる、貴重な活動時間です。

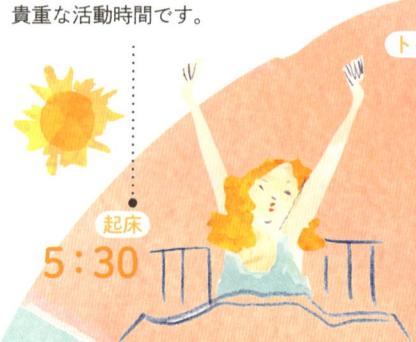

### 食後

夜は軽めの食事をとりましょう。夕食後、消化を促すために15分程度の軽い散歩を行うのが◯。食後すぐに寝ると胃腸に負担がかかります。早目に夕食を済ませ、ゆっくりとくつろいでから床について。できれば22時まで、遅くともその日のうちには就寝を。

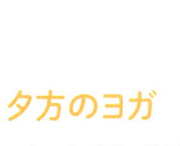

### 夕方のヨガ

これから睡眠で神経を休め、体の機能を整えなければならないため、副交感神経を優位にするリラックス系のポーズを行いましょう。前屈のポーズがおすすめ。瞑想を行うのも◯。

寝つきがよくなる おやすみプログラム ▶▶P.120

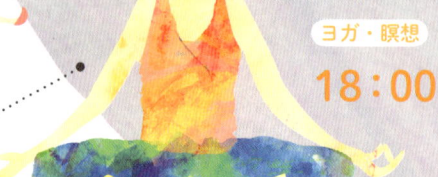

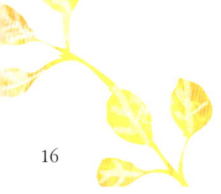

## 舌磨き

歯磨きをした後には、舌磨きを行いましょう。専用の舌クリーナー（タングスクレーパー）を使い、そっと舌の苔（舌苔）を取り除きます。

### 未消化物（アーマ）

食べすぎや消化の停滞により、未消化物が体内に蓄積する、というのがアーユルヴェーダの考え方。食欲不振、便秘、舌苔が溜まる、体臭などがこのサイン。消化力維持のために、日常的に白湯を飲むのがおすすめ。

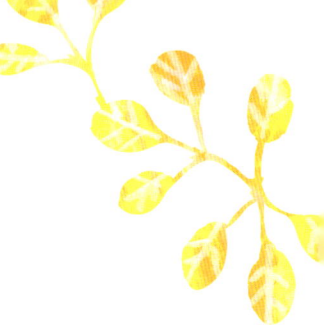

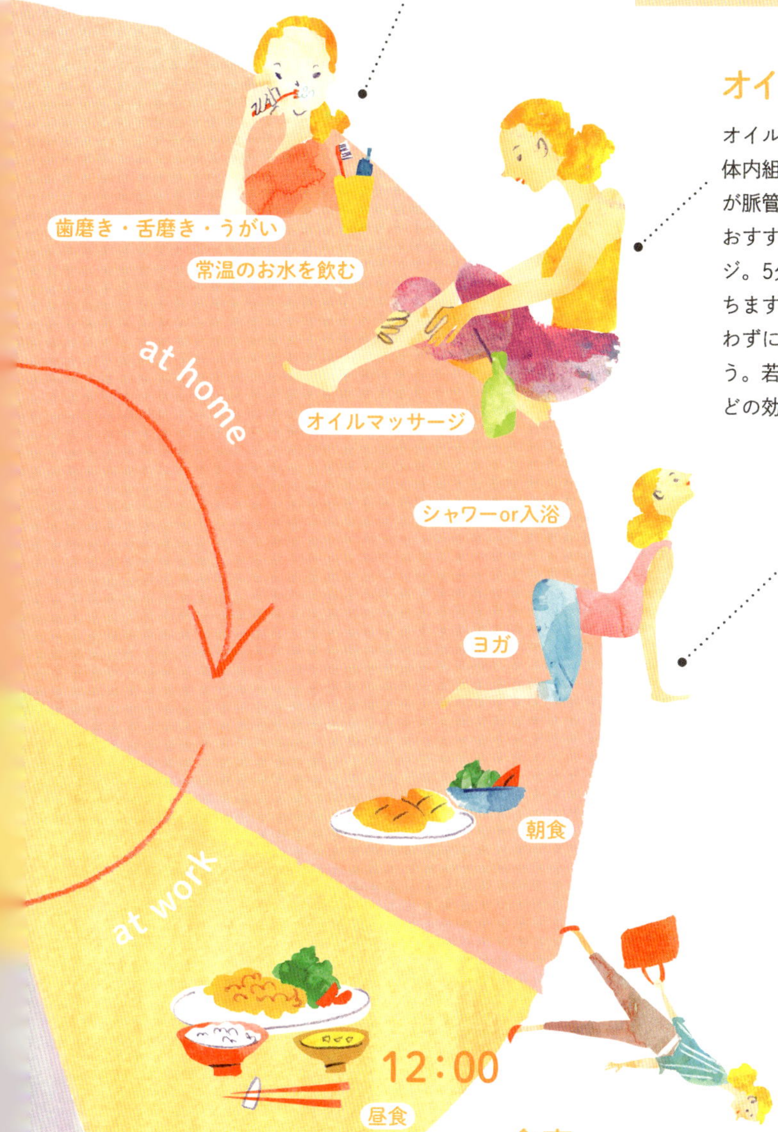

## オイルマッサージ

オイルマッサージ後に体を温めると、体内組織にオイルが深く浸透。老廃物が脈管（便）を通して排出されます。おすすめは、頭・耳・足の3点マッサージ。5分間マッサージしてから5分待ちます。石けんやボディーソープは使わずに、温かいシャワーを浴びましょう。若返り、疲労回復、病気の予防などの効果が。

**at home**
- 歯磨き・舌磨き・うがい
- 常温のお水を飲む
- オイルマッサージ
- シャワーor入浴
- ヨガ
- 朝食

## 朝のヨガ

これから活動するために体を目覚めさせる、太陽礼拝などの立ちポーズや後屈系のポーズを行うとよいでしょう。クリヤと呼ばれる浄化法や、プラーナヤーマもおすすめ（P.21）。

スッキリ目覚める 寝起きプログラム ▶▶ P.118

**at work**
12:00 昼食

## 食事

三食のうち、昼食をしっかり食べるのが理想的。その土地由来のもの、季節の旬のもの、食べ慣れているものを楽しく食べると○。前向きな心の状態が消化を助けます。

### ＼ 日常で気をつけたいこと ／

**1 リズムを守る**
起床、就寝、飲食、排泄などは、なるべく毎日決まった時間にするのが理想。

**2 運動をする**
気持ちよく、疲労感のない運動を、楽しく前向きに繰り返し行いましょう。

**3 食事を大事にする**
気分を落ち着け、適量を楽しく。伝統食や旬のもの、食べ慣れているものを。

# 効果を高めるコツ7

せっかくヨガに取り組むなら、その効果を存分に味わいたいもの。
ほんの少しのコツで、もっと心地よくヨガを楽しめます。

## 1 競わず、自分のペースで

ヨガは、自分と向き合うもの。「あんなふうに美しくポーズをとりたい」「彼女よりも上手になりたい」と、他人と比べて競争するものではありません。外側ばかりに気をとられていると、自分自身の成長のチャンスを失ってしまいます。

## 2 楽しく

イヤイヤ行うのはよくありません。前向きな気持ちで楽しみましょう。

## 3 続ける

週に何回、毎日この時間にと決め、自分のペースで継続することが大切です。

## 4 ゆっくりと

急激に筋肉を引き伸ばしたり、負荷を与えたりすると、体に大きな負担がかかってケガのもとに。呼吸とともにゆっくりと体を動かし、焦らずじっくりと体の変化を感じましょう。ポーズから抜けるときもゆっくり動くのが基本です。

## 5 探求心を持って

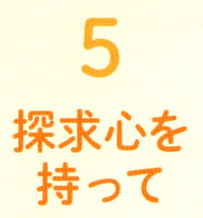

ポーズや自分の体、その変化に興味を持って行いましょう。なぜ？どうして？と探求心を持って自分と向き合うことで、自己コントロールが学べます。

## 6 ストイックにならない

上達のために努力することは大切ですが、あまり頑張りすぎないように。体や心に耳を傾けることを忘れないで。

## 7 適切な食事・排泄・睡眠

ヨガの効果を十分に得るためにとても大切な習慣が、食事・排泄・睡眠。よりよい生活のリズムを守りましょう。

# 呼吸を感じるということ

「ヨガは呼吸」というのはよく聞くフレーズ。
ヨガにとって呼吸とは何なのでしょうか。

## 呼吸が大事とは?

　24時間休むことなく行っている呼吸。リラックスしていると深く安定し、緊張しストレスを感じると浅く小刻みになります。呼吸はメンタルに強く左右されていることが、よくわかるでしょう。

　ヨガは逆のアプローチをします。呼吸をコントロールすることで、心を整えるのです。呼吸によって意識的にエネルギーをコントロールすることをプラーナヤーマ（調気法）と呼びます。呼吸を感じ、体をエネルギーで満たしてみませんか？

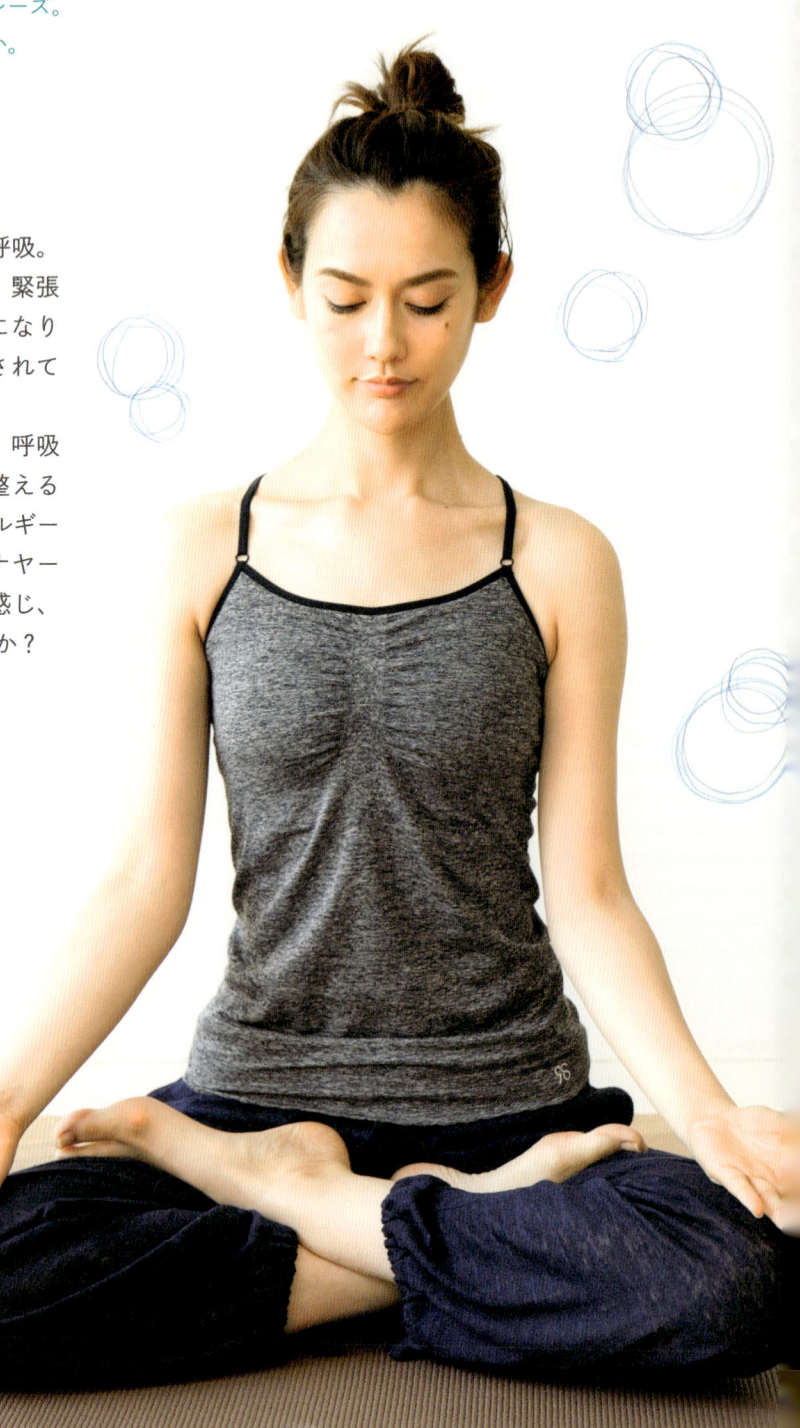

### 調気法

プラーナヤーマ
＝
プラーナ ＋ アーヤーマ
生命エネルギー　延長する・止める
↓
生命エネルギーのコントロール

### プラーナって何?

「気」と呼ばれる生命エネルギー。太陽、火、水、風のエネルギーなど、世界はプラーナであふれている。消化、鼓動、血液循環などの人の活動も、プラーナの流れによるもの。

# 呼吸のしくみを知って、プラーナヤーマ（調気法）の練習をしましょう！

## 呼吸のしくみとは？

### 腹式呼吸と胸式呼吸

胸式と腹式の違いは、胸郭の動きです。腹式呼吸は、肺と横隔膜が上下し、内臓が大きく動いて体が内側から活性化。胸式呼吸では、胸郭が大きく広がります。内臓や呼吸器の動きを意識した呼吸で、プラーナを取り込みましょう。

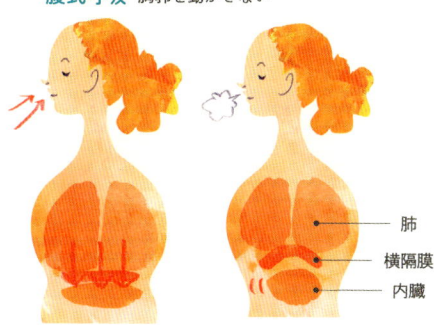

## 本書で紹介するプラーナヤーマとは？

### 段階を踏んでチャレンジ！

本格的なプラーナヤーマには、クンバカ（息止め）や、バンダ（筋肉を引き締めエネルギーをロックする）と呼ばれる高度なテクニックが必要です。これらは時間をかけて指導者から学ぶ必要があるメソッド。本書では、初心者でも行えるプラーナヤーマを紹介。プラーナヤーマの前に行いたい、準備ステップもチェック！

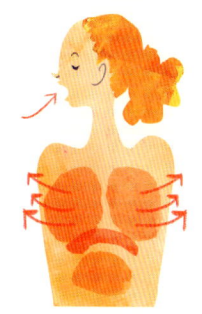

Relax♪

### 準備ステップで体のスタンバイを

体の弛緩と緊張をコントロールする重要な準備ステップにまずトライ。プラーナヤーマの効果を高めます。

〈 8つの準備ステップ！〉
1. 腹式呼吸 ▶▶P.21
2. ウディアナバンダ（クリヤ）
3. アグニサーラ（クリヤ）▶▶P.84
4. シンハーサナ ▶▶P.32
5. ジーヴァバンダ ▶▶P.32
6. ブラフマームードラ ▶▶P.50
7. カパーラバーティ（クリヤ）▶▶P.100
8. ナーディーショーダナ ▶▶P.116

### 伝統のプラーナヤーマって？

吐く、吸う、息を止めて保持するという3段階が基本。本書では、息止めを行わないウジャーイを紹介。

〈 8つのプラーナヤーマ！〉
1. スーリヤベーダナ
2. ウジャーイ ▶▶P.66
3. シッカリー
4. シータリー
5. バストリカ
6. ブラーマリー
7. ムールチャ
8. プラーヴィニー

### クリヤって何？

体の内部を浄化する方法。消化や呼吸の管、そして見えないエネルギーの通り道「ナーディ」をキレイに。また、心の浄化作用も期待できます。

〈 伝統的な6つのクリヤ 〉
1. トラタク【目】▶▶P.32
2. ネティ（スートラネティ、ジャラネティ）【のどから鼻】▶▶P.32
3. カパーラバーティ【頭蓋から肺】▶▶P.100
4. ダウティ【胃までの上部消化器】
5. ナウリ（ウディアナバンダ、アグニサーラ）【腹筋と内臓】▶▶P.84
6. バスティ【下部消化器】

※【 】は浄化する箇所

## 呼吸を感じるということ 呼吸のあれこれ

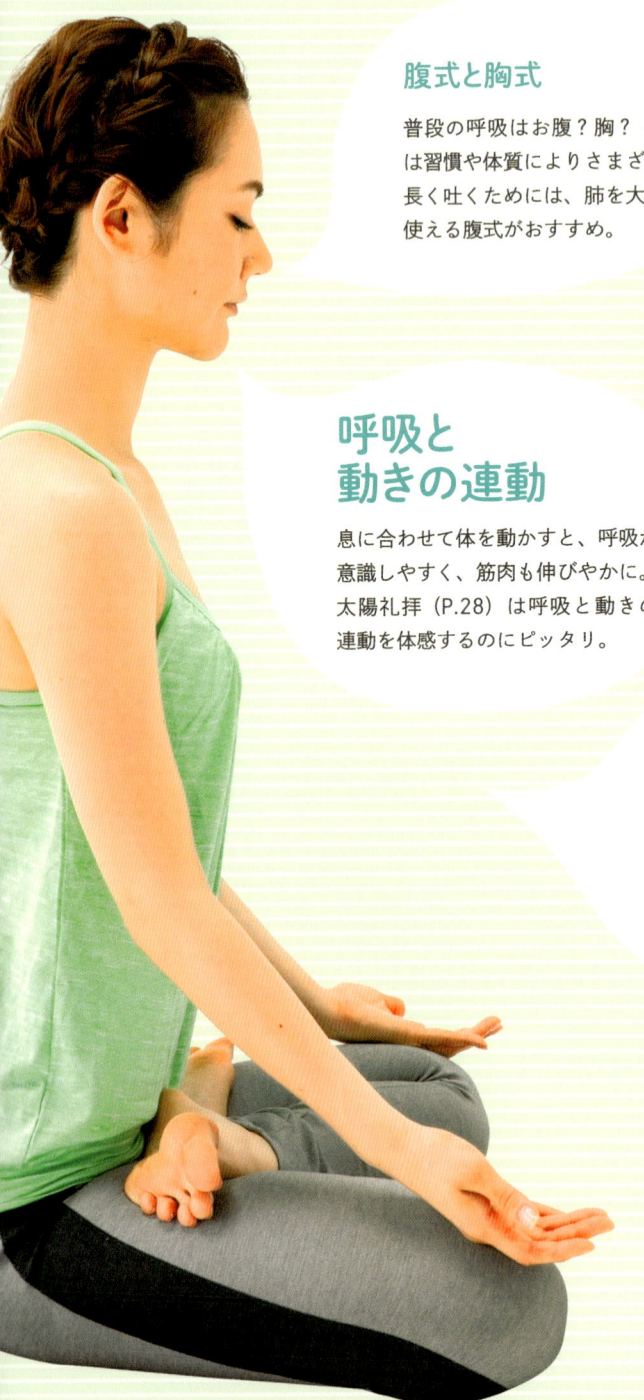

### 腹式と胸式
普段の呼吸はお腹？胸？ それは習慣や体質によりさまざま。長く吐くためには、肺を大きく使える腹式がおすすめ。

### 吸う：吐く=1：2
吐く息を長めに、1分間に4～5呼吸が目安。呼吸に意識を向けると、自然と回数が減ります。

### 後屈と前屈のポーズ
吸いながら行う後屈のポーズは、体の前面が伸ばされ、交感神経が優位に。頭が冴えてエネルギーUP。一方で、吐きながら行う前屈のポーズは、背面が伸ばされ副交感神経が優位に。リラックスできます。

### 呼吸と動きの連動
息に合わせて体を動かすと、呼吸が意識しやすく、筋肉も伸びやかに。太陽礼拝（P.28）は呼吸と動きの連動を体感するのにピッタリ。

### 呼吸でボディシェイプ！？
呼吸で横隔膜が上下すると、尿道や肛門まわりを締める骨盤底筋が連動します。腹式呼吸で横隔膜を大きく動かせば、骨盤が引き締まり、メリハリあるボディラインに近づけるかも。

### くつろぎのポーズ（シャバーサナ）と呼吸
仰向けで脱力するくつろぎのポーズ（P.26）は、頭と心臓の高さがそろうニュートラルな体勢。呼吸が落ち着き、副交感神経が優位になってリラックス。

## 脳では何が起こっている?

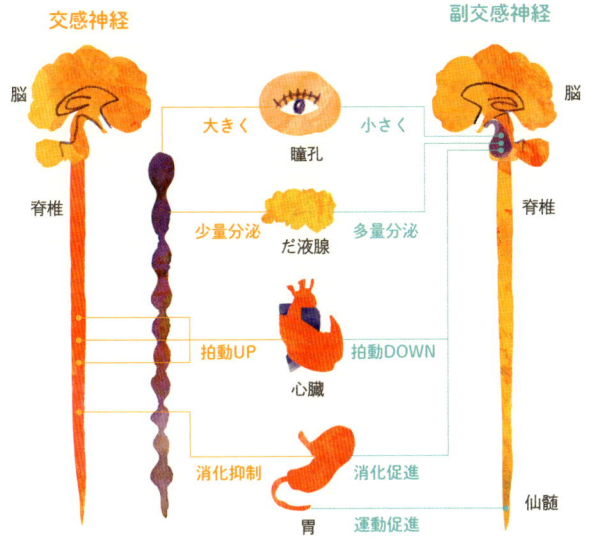

**心と体をつなぐ自律神経系**

交感神経 / 副交感神経
脳 / 脳
瞳孔：大きく / 小さく
だ液腺：少量分泌 / 多量分泌
心臓：拍動UP / 拍動DOWN
胃：消化抑制 / 消化促進
運動促進
脊椎 / 脊椎
仙髄

血管や内臓などの器官をコントロールする自律神経は脳幹部の支配を受ける。緊張時に活発になる「交感神経」と、リラックス時に優位になる「副交感神経」が交互にはたらき、心身のバランスを保つ。

### 呼吸で自律神経が安定するしくみ

　息を吸うと交感神経が活発になり、「緊張」の指令が出て筋肉がこわばります。逆に、息を吐くと、副交感神経がはたらいて筋肉がゆるみ、リラックスした状態に。体は柔らかくしなやかに動きます。
　意識的に息を長く吐き、ゆっくりと呼吸をすることで、心身はストレスのない穏やかな状態へ導かれます。呼吸で自律神経のバランスを整えることができるのです。

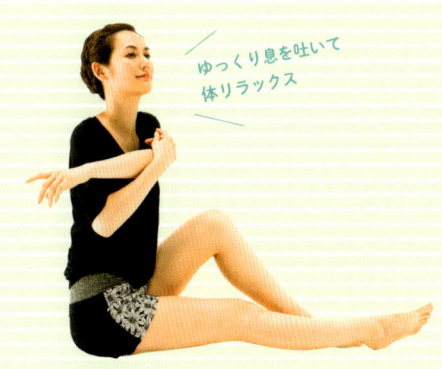

ゆっくり息を吐いて体リラックス

## 呼吸をゆっくり行うとどんなメリットが?

**1 体の各器官が元気に**
細胞一つひとつが回復。組織の修復が促される。各器官のリズムも調整され、活動がスムーズに。

**2 メンタルの安定**
リラクゼーション効果により、気持ちが穏やかに。ストレスを溜めず、強い心をつくる。

**3 睡眠の質アップ**
睡眠物質と呼ばれるメラトニンとセロトニンが分泌され、体が睡眠に適した状態へ。

**4 アンチエイジング効果**
成長ホルモンの分泌がUP。抗酸化作用のある物質をつくり、老化の防止が期待できる。

# 体のしくみ

ポーズをとるとき、呼吸とともに意識したいのが体の部位。
主要な筋肉と骨の名前、その位置を確認しましょう。

## 筋肉

- きょうさにゅうとつきん　胸鎖乳突筋
- だいきょうきん　大胸筋
- がいふくしゃきん　外腹斜筋
- ないふくしゃきん　内腹斜筋
- だいたいしとうきん　大腿四頭筋
- ふくちょくきん　腹直筋
- さんかくきん　三角筋
- じょうわんにとうきん　上腕二頭筋
- ぜんけいこつきん　前脛骨筋
- ないてんきん　内転筋
- そうぼうきん　僧帽筋
- せきちゅうきりつきん　脊柱起立筋
- こうはいきん　広背筋
- だいでんきん　大臀筋
- さんかくきん　三角筋
- ぜんきょきん　前鋸筋
- じょうわんさんとうきん　上腕三頭筋
- ハムストリング
- ひふくきん　腓腹筋
- きん　ヒラメ筋

## 吸息筋と呼息筋

息を吸うときには、僧帽筋、脊柱起立筋、胸鎖乳突筋、外肋間筋などの吸息筋。吐くときには、腹斜筋、腹直筋、内肋間筋などの呼息筋が使われます。おもに、吸うときは胸の上部の筋肉が、吐くときは下部の筋肉がはたらきます。

※外肋間筋は肋骨の間にある外側の筋肉。
　内肋間筋は外肋間筋の下層の筋肉。

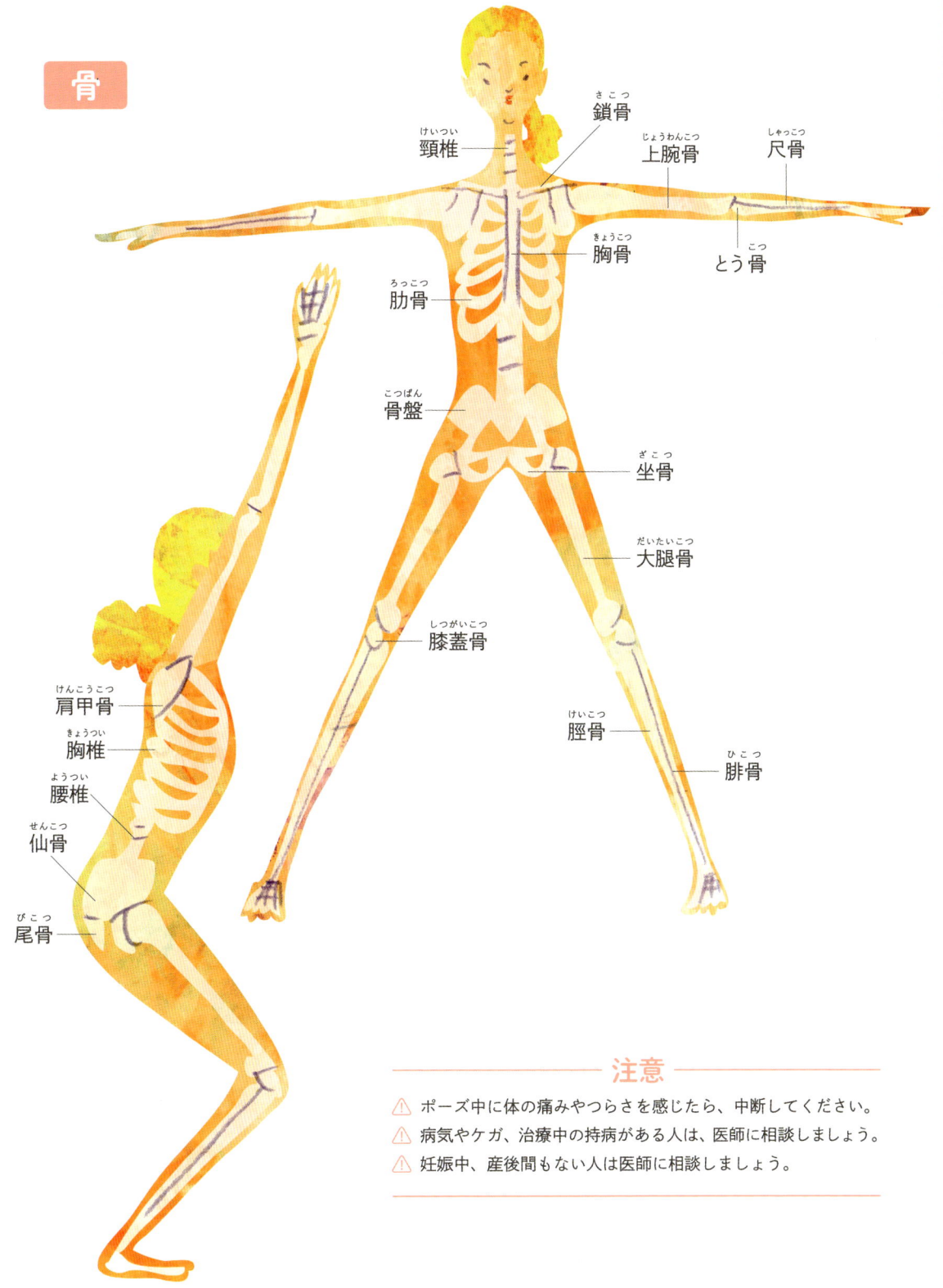

## 注意

⚠ ポーズ中に体の痛みやつらさを感じたら、中断してください。
⚠ 病気やケガ、治療中の持病がある人は、医師に相談しましょう。
⚠ 妊娠中、産後間もない人は医師に相談しましょう。

# 基本のポーズ

呼吸を整えて
準備やおやすみをする
基本のポーズです。

## くつろぎのポーズ *Savasana*

仰向けになり、両脚を腰幅に開いて、つま先は外側。手のひらを上に向け、わきの下を軽く開けましょう。力みがないように完全にリラックスします。

体のどこにも
力みがないように

## ワニのポーズ *Makarasana*

うつ伏せになり、手と反対側の肩甲骨をつかんで、ひじ同士を重ねます。額をひじの上に。両脚を腰幅より広めに開き、つま先を外側に向けます。

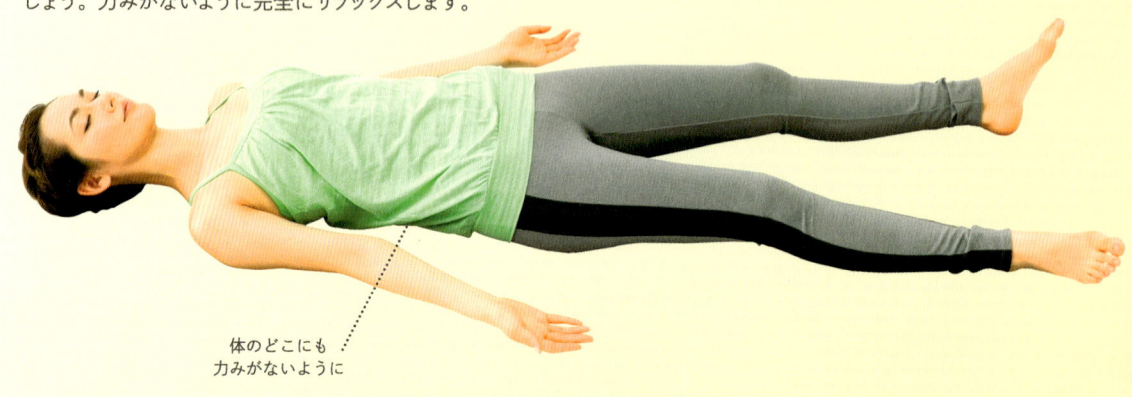

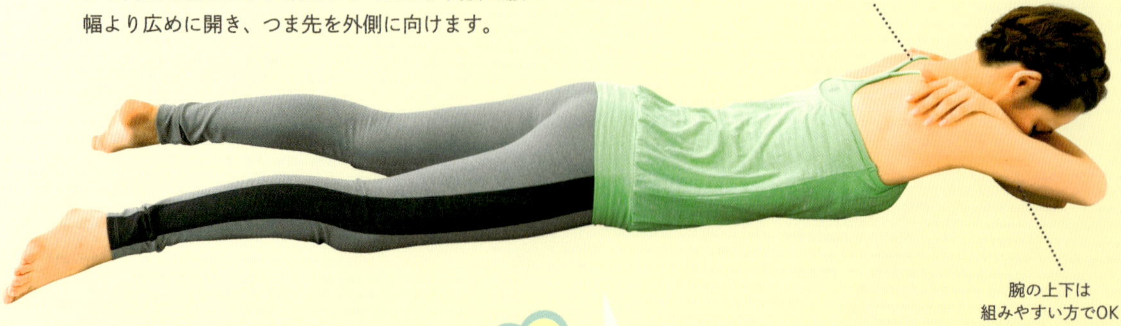

肩を引き下げる

腕の上下は
組みやすい方でOK

Easy　手の甲に額か頬をのせてもOK

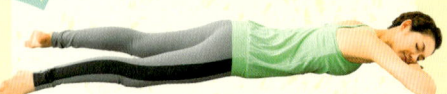

26

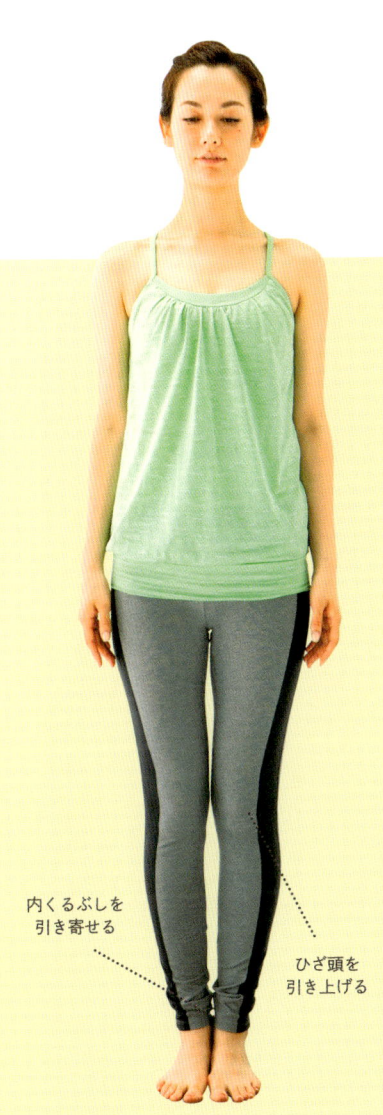

### 杖のポーズ *Dandasana*

両坐骨の前の方に体重をのせて座り、つま先を上に向けます。両手の指先をおしりの横につき、背すじを伸ばして胸を引き上げましょう。

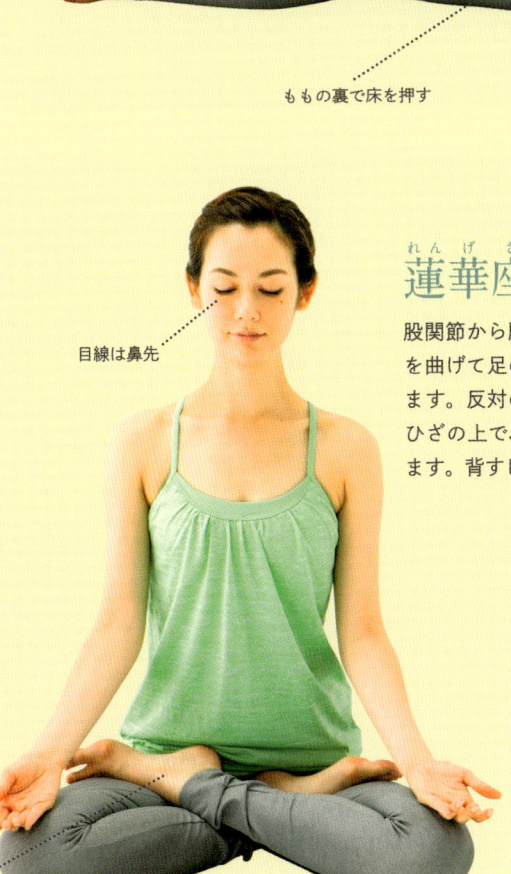

ももの裏で床を押す

骨盤が傾かないように意識

内くるぶしを引き寄せる

ひざ頭を引き上げる

目線は鼻先

### 山のポーズ *Tadasana*

太ももを引き上げ、腰を反らさないように立ちます。一度、息を吸いながら肩を耳に近づけ、吐きながら下ろして首すじを長く保ちます。

### 蓮華座（れんげざ）*Padmasana*

股関節から脚を外側に開き、ひざを曲げて足の甲をももの上にのせます。反対の脚も同様に。両手はひざの上で、手のひらを上に向けます。背すじを伸ばしましょう。

脚の上下は組みやすい方でOK

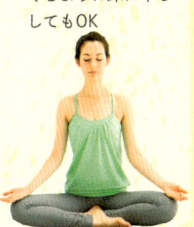

**Easy**

### 安楽座 *Sukhasana*

両かかとは、中央にくるように床に下ろしてもOK

# 太陽礼拝にチャレンジ！

*Surya Namaskara*

DVD 9

その名の通り、太陽に向かって
礼拝する動作です。
自然の大いなるパワーに感謝し、
体に満ちる内なる生命エネルギーを
強く感じながら
呼吸に合わせて動きます。

start

目安 2～3 ラウンド

吸 / 吐

## 1 手を合わせる
真っすぐに立ち、
胸の前で合掌

## 11 体を反らす
両手を上げ、
上体を少し後ろに
反らす

## 10 前屈をする
上体を前に倒し、
手を床について前屈

## 9 片脚ずつ踏み出す
右脚を踏み出し、
同様に左脚も出す。
上体は上げない

## 8 床に伏せる
かかとに
おしりを下ろし、
床に伏せる

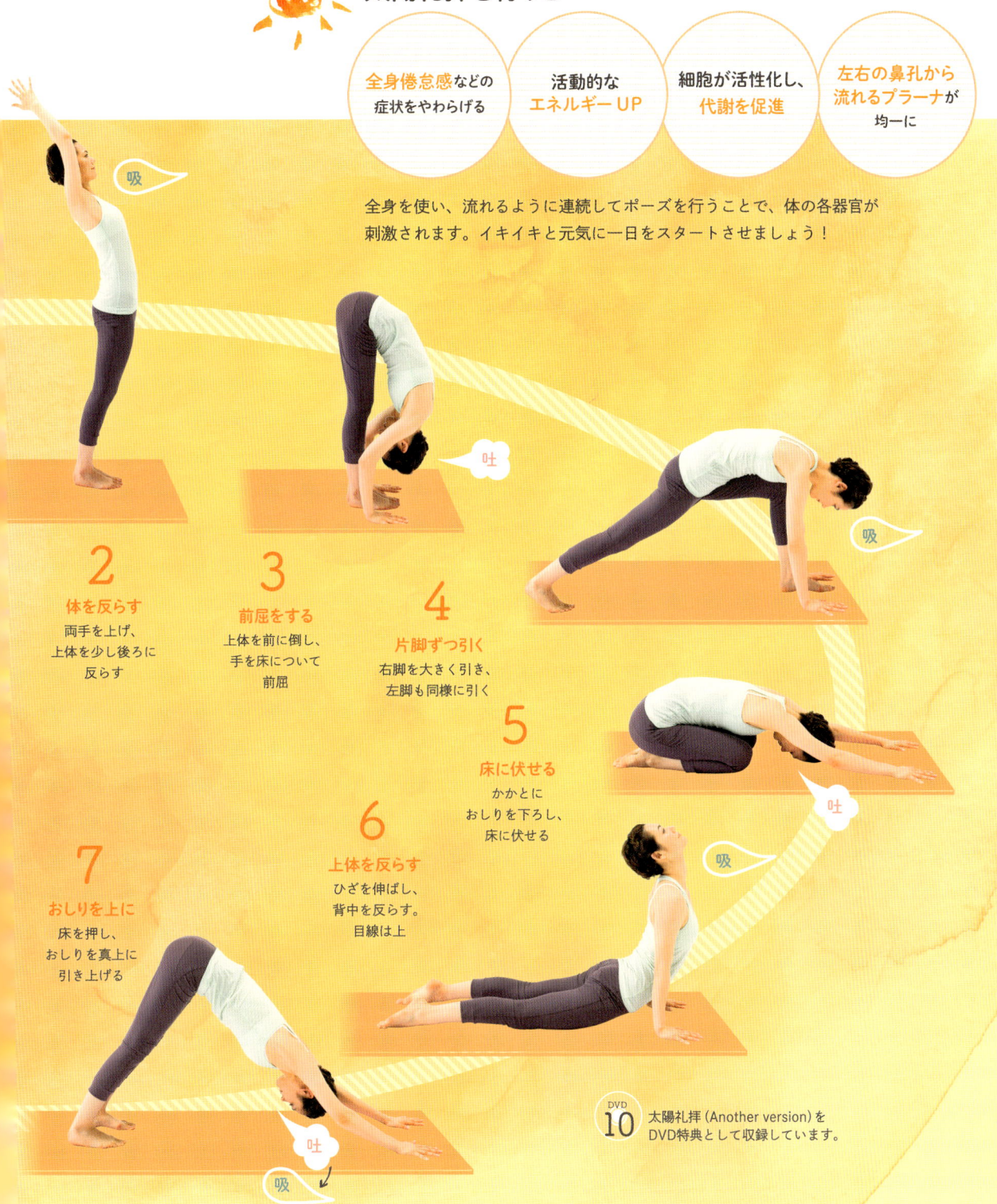

# 全ポーズ効果一覧

本書で紹介するポーズの効果一覧です。目安として参考にしましょう。

- 美 美容効果
- 締 引き締め効果
- 姿 姿勢改善
- Relax リラックス
- 柔 柔軟性UP
- 筋 筋力UP
- 甲 甲状腺刺激
- 内 内臓機能UP

## ● 基本のポーズ

| ポーズ名 | サンスクリット名 | 効果 | 分類 | ページ |
|---|---|---|---|---|
| くつろぎのポーズ | Savasana シャバーサナ | 体と心をリフレッシュ　筋肉の緊張緩和　疲労回復　精神力強化 | Relax 美 | ▶▶P.26 |
| ワニのポーズ | Makarasana マカラーサナ | 体と心をリフレッシュ　筋肉の緊張緩和　疲労回復　背骨の形を整え、脊髄神経の圧迫をゆるめる | Relax 姿 | ▶▶P.26 |
| 山のポーズ | Tadasana ターダーサナ | 姿勢改善　もも、ひざ、足首の強化　お腹とおしりの引き締め　体が軽くなり、頭が活発に | 姿 締 | ▶▶P.27 |
| 杖のポーズ | Dandasana ダンダーサナ | 姿勢改善　背中の筋肉の強化　肩と胸のストレッチ | 姿 筋 | ▶▶P.27 |
| 蓮華座 | Padmasana パドマーサナ | 脳の鎮静　プラーナヤーマ(調気法)と瞑想の効果を高める　骨盤、背骨、腹部、膀胱の活性化　月経時の不快症状と坐骨神経痛の緩和 | Relax 内 姿 | ▶▶P.27 |

## program1　心が穏やかになる　気持ちリセットプログラム

| No. | ポーズ名 | サンスクリット名 | 効果 | 分類 | ページ |
|---|---|---|---|---|---|
| 1-1 | ヤシの木のポーズ | Tadasana(Variation) ターダーサナ | 心の鎮静　疲労回復　軽度の不安をやわらげる　腰痛緩和 | Relax 姿 筋 | ▶▶P.36 |
| 1-2 | 横曲げのポーズ | Ardha Kati Chakrasana アルダカティチャクラーサナ | 神経系の強化　脊椎の硬さを緩和　肝臓のはたらき改善　全身をスリムにする | 柔 内 締 | ▶▶P.38 |
| 1-3 | 立ったねじりのポーズ | Kati Chakrasana カティチャクラーサナ | 脊髄神経への刺激　脊椎の硬さを緩和 | 柔 姿 | ▶▶P.40 |
| 1-4 | ねじった三角のポーズ | Parivrtta Trikonasana パリヴリッタトリコーナサナ | 腰痛緩和　股関節痛解消　血液循環改善　体側の筋肉の緊張を取り除く | 内 柔 締 | ▶▶P.42 |
| 1-5 | 木のポーズ | Vrksasana ブリクシャーサナ | 心と体のバランスを整える　集中力を高める　ひざ、足首、脚の関節を柔軟にする　靭帯や腱を鍛えて脚の筋肉を整える | 柔 筋 締 | ▶▶P.44 |
| 1-6 | 立ち前屈のポーズ | Pada Hastasana パーダハスターサナ | 脳の鎮静　ストレス、不安をやわらげる　脊椎の硬さを緩和　呼吸の問題を解消 | Relax 柔 | ▶▶P.46 |
| 1-7 | 椅子のポーズ | Utkatasana ウットゥカターサナ | 神経衰弱の改善　便秘解消　背骨、もも、ふくらはぎ、足首を強化 | 筋 内 締 | ▶▶P.48 |
| 1-8 | ブラフマームードラ | Brahma Mudra ブラフマームードラ | 心を落ち着かせる　安眠効果　首の緊張をほぐす　頭部への血液循環をよくし、うっ血の緩和 | Relax | ▶▶P.50 |

## program2　腰まわりの緊張を解く　体幹ほぐしプログラム

| No. | ポーズ名 | サンスクリット名 | 効果 | 分類 | ページ |
|---|---|---|---|---|---|
| 2-1 | クロコダイルのポーズ | Makarasana(Variation) マカラーサナ | 脊椎両側の神経節(ガングリオン)を刺激　腰部、脊椎の柔軟性アップ | 柔 締 内 | ▶▶P.54 |
| 2-2 | バッタのポーズ | Salabhasana シャラバーサナ | 内臓下垂の改善　肺の健康を保つ　骨盤、腹部の運動　消化力アップ | 内 姿 | ▶▶P.56 |
| 2-3 | 弓のポーズ | Dhanurasana ダヌラーサナ | 副腎によい影響を与える　神経衰弱の改善　背中深層部の筋肉を刺激　腹部組織と首の活性化 | 内 筋 | ▶▶P.58 |
| 2-4 | ラクダのポーズ | Ustrasana ウシュトラーサナ | 腹部、首まわり(胸、のど)を刺激し猫背を矯正　甲状腺の活動を活発にする　脊髄神経を刺激　消化システム、生殖器システムのはたらき促進 | 姿 甲 内 | ▶▶P.60 |
| 2-5 | カラスのポーズ | Bakasana バカーサナ | 腹筋強化　腕と手首の強化　背中上部のストレッチ　そけい部を刺激 | 筋 柔 | ▶▶P.62 |
| 2-6 | 船のポーズ | Navasana ナヴァーサナ | 腹部、背骨強化　神経システムを調整　バランス力アップ　消化、ホルモンシステムを活性化 | 筋 内 | ▶▶P.64 |
| 2-7 | ウジャーイ呼吸 | Ujjayi Pranayama ウジャーイプラーナヤーマ | クーリング作用　ストレスを抑える　消化力アップ | Relax 内 | ▶▶P.66 |

## program3 内臓を刺激し毒素排出を促す デトックスプログラム

| | | | | |
|---|---|---|---|---|
| 3-1 | 猫のポーズ | Bidalasana<br>ビダラーサナ | ストレスをやわらげる<br>背骨や腹部臓器に穏やかなマッサージ | 柔 姿 内<br>▶▶P.70 |
| 3-2 | 子供のポーズ | Balasana<br>バラーサナ | 脳の鎮静　ストレスをやわらげる　疲労回復<br>股関節、もも、足首の軽いストレッチ | Relax 柔<br>▶▶P.72 |
| 3-3 | 背中を伸ばすポーズ | Paschimottanasana<br>パッシモッターナーサナ | 脳を休める　ストレスや軽度のうつ症状をやわらげる<br>内臓強化　便秘、消化不良改善 | Relax 内<br>▶▶P.74 |
| 3-4 | 半分の魚の王のポーズ | Ardha Matsyendrasana<br>アルダマツエンドラーサナ | 脊椎両側の神経節（ガングリオン）を刺激　自然な排泄を促す<br>消化不良改善　背骨を柔軟にする | 内 柔 締<br>▶▶P.76 |
| 3-5 | 金剛座 | Vajrasana<br>ヴァジュラーサナ | 内臓のリラックス　心の安定　消化力アップ　鼓腸解消 | Relax 内<br>▶▶P.78 |
| 3-6 | 仰向けの金剛座 | Supta Vajrasana<br>スプタヴァジュラーサナ | 消化力アップ　腹部、背中のストレッチ　心の緊張をやわらげ、気持ちをゆるやかにする　生理痛の緩和 | 内 柔 Relax<br>▶▶P.80 |
| 3-7 | ヨーガムドラー | Yoga Mudra<br>ヨーガムドラー | 腰椎、仙骨神経の活性化　腹筋強化<br>腹部内臓の位置を正常にする　不安や緊張の緩和 | 筋 内<br>▶▶P.82 |
| 3-8 | アグニサーラ | Agnisara<br>アグニサーラ | 深い弛緩　便秘解消　消化酵素の分泌を促し消化力アップ<br>腹腔内のマッサージ効果 | 内 筋<br>▶▶P.84 |

## program4 血の巡りをよくし心身イキイキ 気分UPプログラム

| | | | | |
|---|---|---|---|---|
| 4-1 | 頭をひざにつけるポーズ | Janu Sirsasana<br>ジャーヌシールシャーサナ | 脳の鎮静　軽度のうつ症状をやわらげる<br>肝臓および腎臓の活性化　消化力アップ | Relax 内<br>▶▶P.88 |
| 4-2 | 上を向いたカエルのポーズ | Uttana Mandukasana<br>ウッターナマンドゥーカーサナ | 余分な体重を取り除く　尿生殖器系の正常化<br>血液循環改善 | 締 内<br>▶▶P.90 |
| 4-3 | 半分の鋤のポーズ | Ardha Halasana<br>アルダハラーサナ | 脊髄神経、甲状腺を健康に保つ　消化不良改善<br>便秘解消　脾臓・肝臓のうっ血解消 | 甲 内 美<br>▶▶P.92 |
| 4-4 | 肩立ちのポーズ | Salamba Sarvangasana<br>サーランバ サルヴァーンガーサナ | 気分の落ち込みを解消　甲状腺にはたらきかけ体全体を調整（老化防止）　生殖器官の活性化　内臓下垂の改善 | 甲 内 美<br>▶▶P.94 |
| 4-5 | 脚を伸ばした魚のポーズ | Uttana Padasana<br>ウッターナパーダーサナ | 神経衰弱の改善　便秘解消　消化不良改善　糖尿病に有効 | 内 筋<br>▶▶P.96 |
| 4-6 | ウサギのポーズ | Shashankasana<br>シャシャンカーサナ | 眠気解消　目の疲れ緩和　鼻詰まり解消<br>血流がよくなり美顔効果 | 美<br>▶▶P.98 |
| 4-7 | カパーラバーティ | Kapalabhati<br>カパーラバーティ | リフレッシュ　エネルギーを上げる　脳細胞の活性化<br>体内に熱をつくる | 美<br>▶▶P.100 |

## program5 背骨まわりがじんわりほぐれる 自律神経調整プログラム

| | | | | |
|---|---|---|---|---|
| 5-1 | ガス抜きのポーズ | Pawanmuktasana<br>パヴァナムクターサナ | 神経のリラックス　脊椎の伸展　腰椎のストレッチ<br>便秘、消化不良改善 | Relax 柔 内<br>▶▶P.104 |
| 5-2 | 鋤のポーズ | Halasana<br>ハラーサナ | 自律神経を健康に保つ　甲状腺を健康に保つ<br>消化不良改善　便秘解消 | 内 甲 美<br>▶▶P.106 |
| 5-3 | 橋のポーズ | Setubandhasarvangasana<br>セツバンダサルヴァーンガーサナ | 脳の鎮静　ストレスをやわらげる<br>軽度のうつ症状をやわらげる　肺、甲状腺の活性化 | 内 甲 美<br>▶▶P.108 |
| 5-4 | 仰向けで足の親指をつかむポーズ（ひざ曲げバージョン） | Suptapadangusthasana<br>スプタパダーングシュターサナ | 腹部強化　腰痛、坐骨神経痛緩和　消化力アップ<br>月経時の不快症状の緩和 | 筋 内 締<br>▶▶P.110 |
| 5-5 | 腹部のねじりのポーズ | Jatharaparivartanasana<br>ジャタラパルワリーターサナ | 腹部の臓器をもみほぐす　蓄積された毒素を排出<br>腰の疲れ、痛みを除去 | 内 締<br>▶▶P.112 |
| 5-6 | コブラのポーズ | Bhujangasana<br>ブジャンガーサナ | 腰の深部の血流解消（腰痛緩和）　消化不良改善<br>脊髄神経の活性化　便秘解消 | 内 柔 姿<br>▶▶P.114 |
| 5-7 | ナーディーショーダナ | Nadi Shodhana<br>ナーディーショーダナ | 神経（エネルギーの通り道）の浄化　アレルギーに有効<br>免疫力アップ | Relax 美<br>▶▶P.116 |

時間がなくても大丈夫!

# シチュエーション別
# おすすめ 1ポーズ

### メイク前

**ライオンのポーズ**
（シンハーサナ）で
顔の表情をハッキリ

肩を下げ、ライオンが威嚇するように音をたてて口から息を吐く。同時に、思い切り舌を出し、眉間を見る。ストレス解消にも○。

### 目の疲れ

**トラタク(*)で
目を休ませる**

ろうそくを用意する。炎から腕の長さの1.5倍離れて座る。まばたきをせずに炎を見続け、目に刺激を感じて涙が出てくるまで凝視。目を閉じたら炎の残像を見続け、残像が消えたらくつろぎのポーズでリラックス。

*ろうそくを使った浄化法

⚠ 眼病の場合は行わない。
コンタクトレンズ、メガネは外すこと

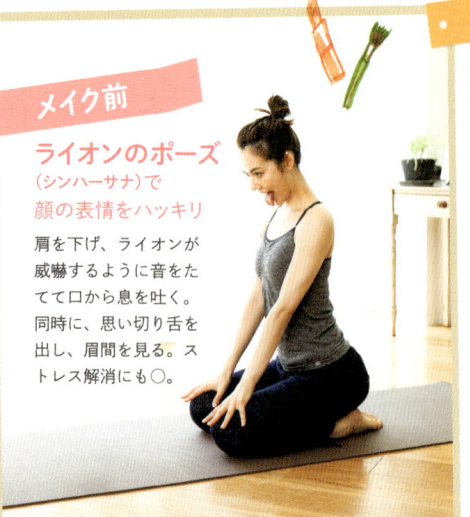

### 肩コリ

**上を向いた
カエルの
ポーズ**で
血流促進！
▶▶ P.90

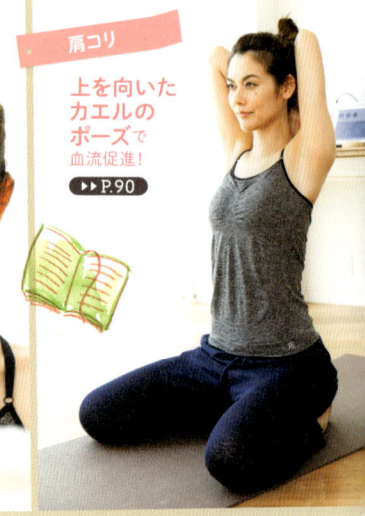

### アレルギー

**ジャラネティ(*)で
鼻をスッキリ洗浄**

0.9％の生理食塩水を用意。顔を傾け、上側の鼻の穴から食塩水をそそぎ、下側の鼻から水を出す。逆側も同様。最後に両鼻から息を吐き、水を外に出し切る。
*鼻うがい

⚠ 鼻腔内、耳に炎症がある場合は行わない。
生理食塩水や容器はしっかり殺菌をすること

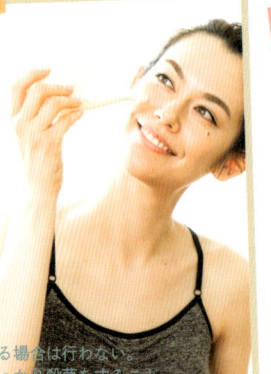

### のどの不調

**ジーヴァバンダ(*)で
のどを動かす**

舌先を歯の裏に当て、舌全体を上あごにつけるようにする。そのまま口を大きく開け、パチンと音をたてて舌を鳴らす。頚部の神経にはたらきかける。

*のどを動かすプラーナヤーマの準備ステップ

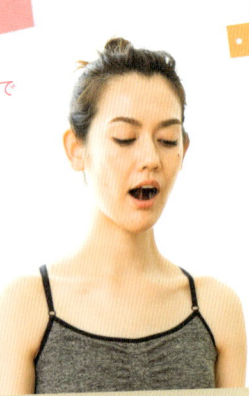

### 寝る前

**ブラフマー
ムードラ**で
心地よい眠りへ
▶▶ P.50

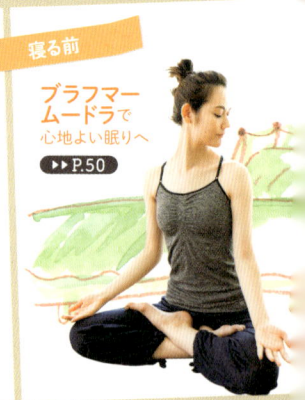

### 寝起き

**アグニサーラ**で
スッキリ快便！
▶▶ P.84

⚠ 月経中の人は行わない

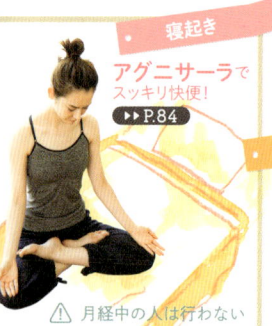

### オフィスの休憩

**ヤシの木のポーズ
横曲げのポーズ**で
肩コリ・腰の
張りをOFF！
▶▶ P.36
▶▶ P.38

ヤシの木

横曲げ

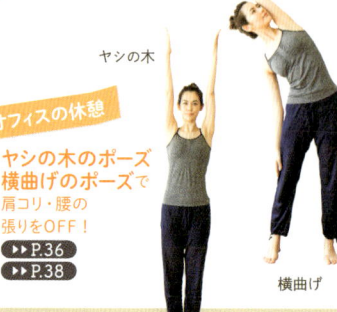

### お風呂

**船のポーズ**で
ゆるりと
お腹エクササイズ
▶▶ P.64

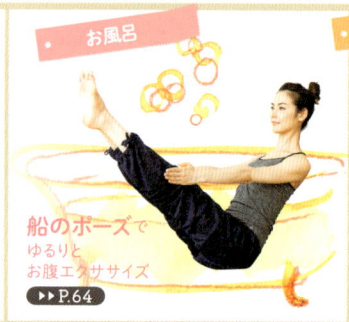

### 人と会う前

**カパーラ
バーティ**で
気分アップ
▶▶ P.100

⚠ 月経中の人
は行わない

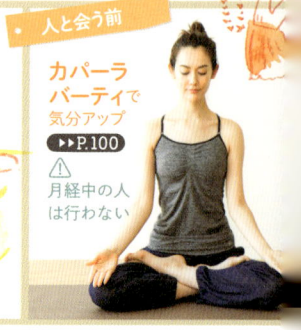

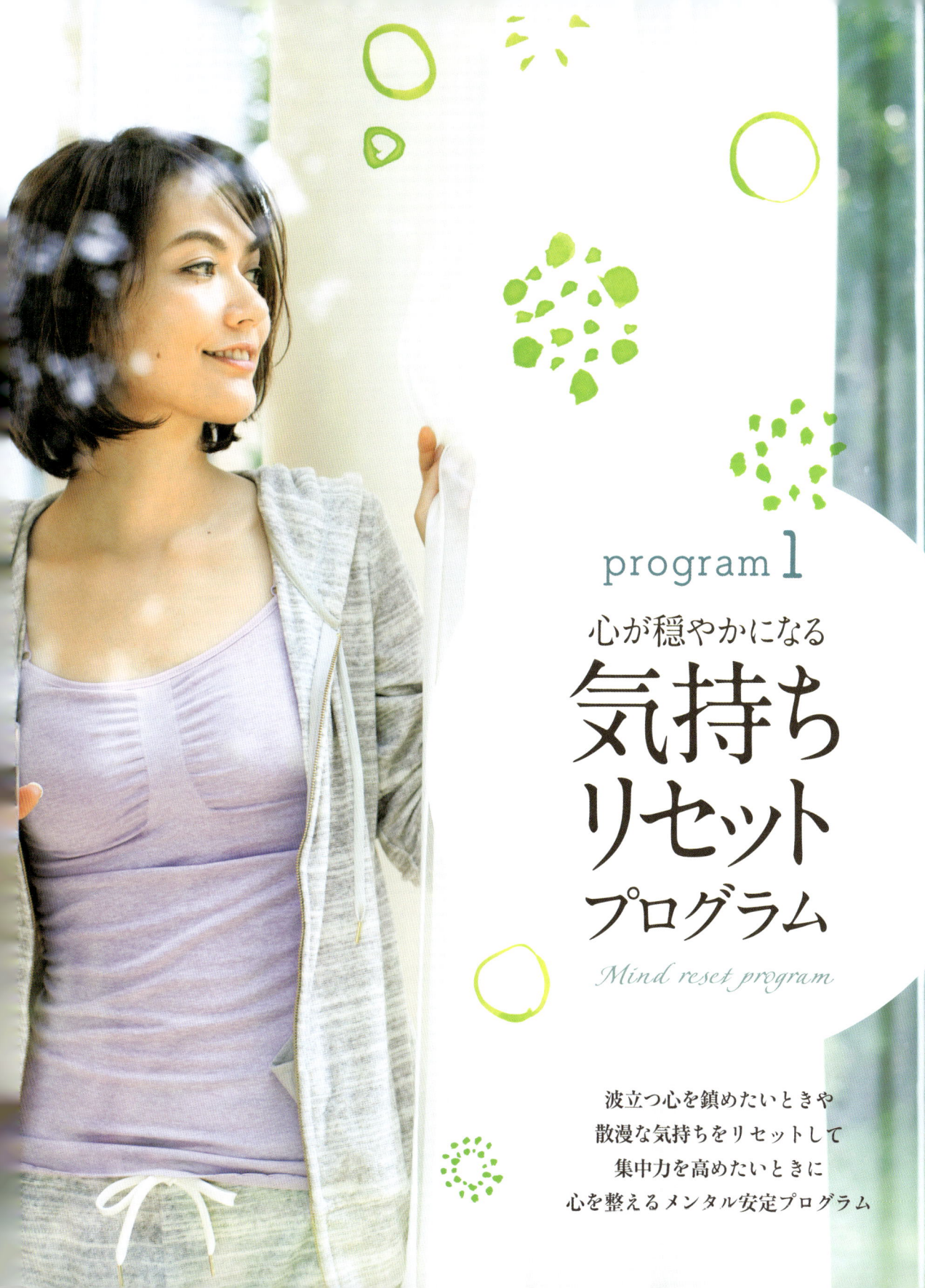

## program 1

心が穏やかになる

# 気持ち リセット プログラム

*Mind reset program*

波立つ心を鎮めたいときや
散漫な気持ちをリセットして
集中力を高めたいときに
心を整えるメンタル安定プログラム

# program 1 〔23'48"〕
## 心が穏やかになる
## 気持ちリセット
## プログラム
*Mind reset program*

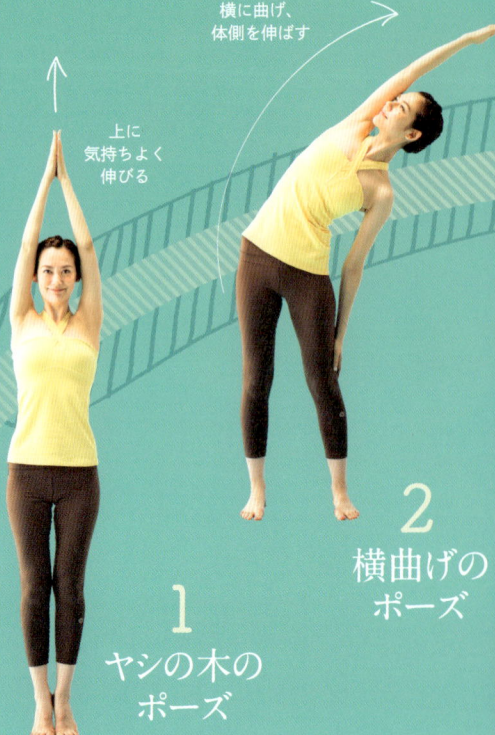

上に
気持ちよく
伸びる

横に曲げ、
体側を伸ばす

start

1
ヤシの木の
ポーズ

2
横曲げの
ポーズ

### 全身をダイナミックに動かし、気持ちをリフレッシュ！

立ちポーズを中心に、終盤にバランスのポーズを2つ組み込んだプログラムです。バランス系のポーズは集中力を高めるのにも最適。心配事で気が重い、頭がぼんやりとしてスッキリしないというときは、体を動かして気持ちをリセットしましょう。全身の大きな筋肉を使って心も体もリフレッシュ。

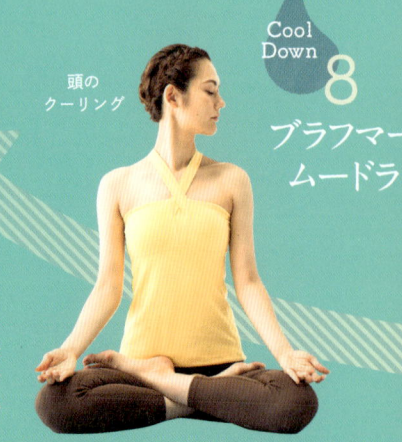

頭の
クーリング

Cool
Down
8
ブラフマー
ムードラ

※プログラムの最後には、くつろぎのポーズ（P.26）を5分以上行い、静かに呼吸を整えましょう。プログラムの効果が高まります。

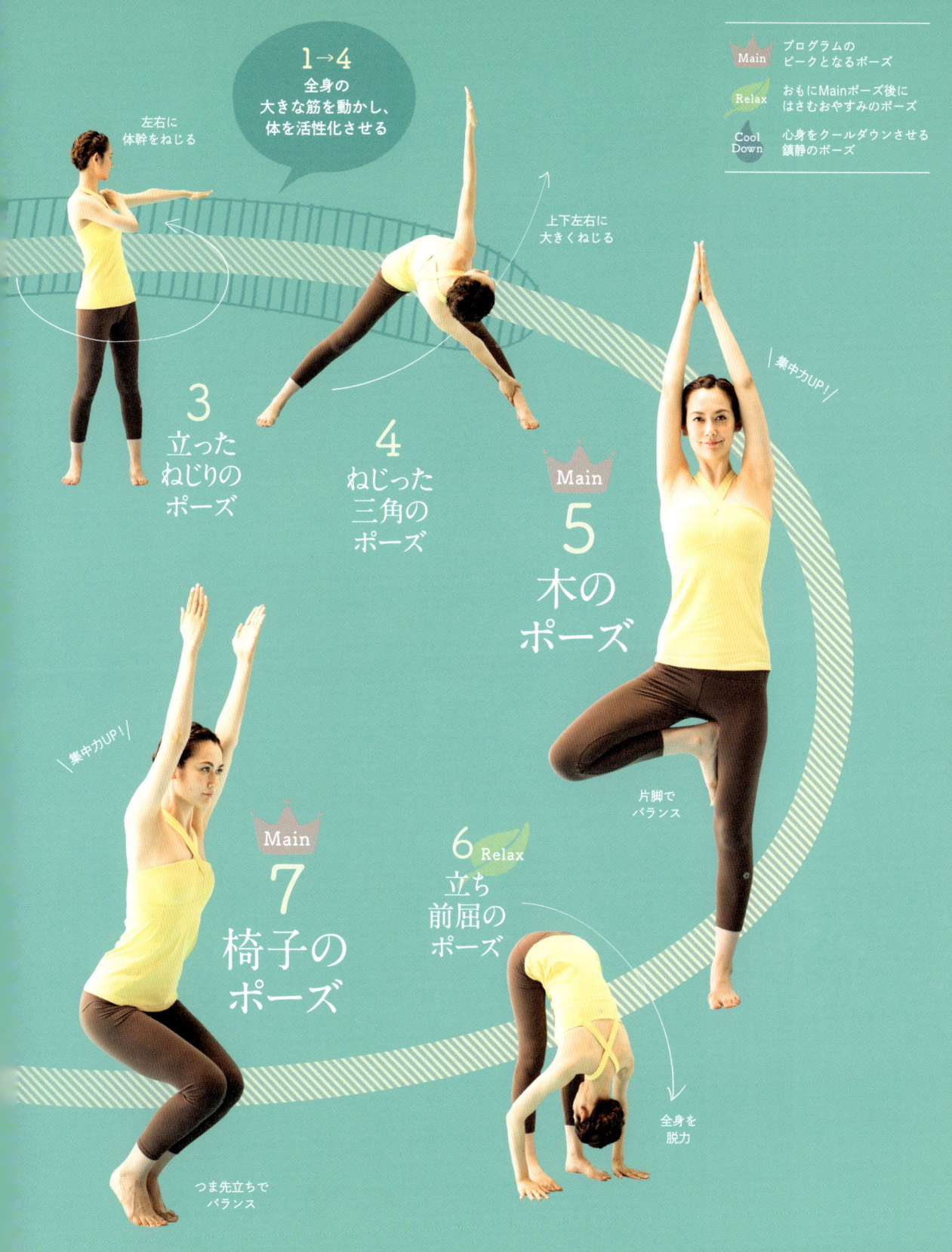

# 活力をもたらし前向きに

## DVD 1-1 ヤシの木のポーズ
*Tadasana (Variation)*

大空に向かって真っすぐに伸びるヤシの木のように、背すじを上へ上へと引き伸ばすポーズ。全身を大きく使えば、心身のこわばりがスッキリ。やる気がみなぎります。

⚠ 肩や首に痛みがある人は行わないこと

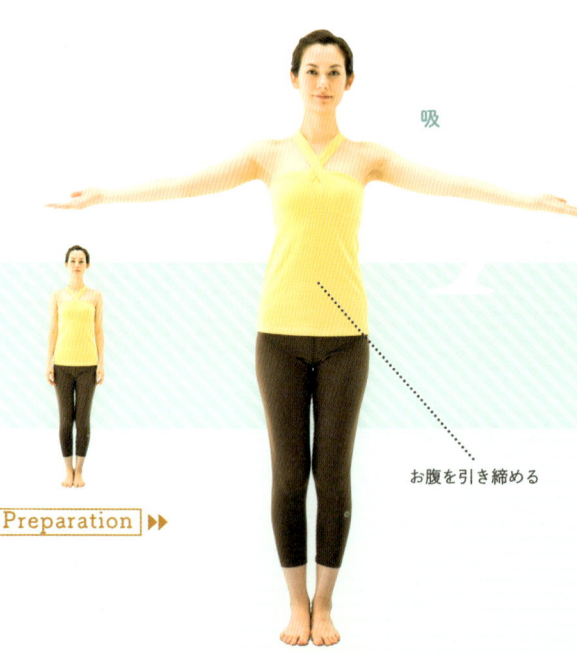

Preparation

吸

お腹を引き締める

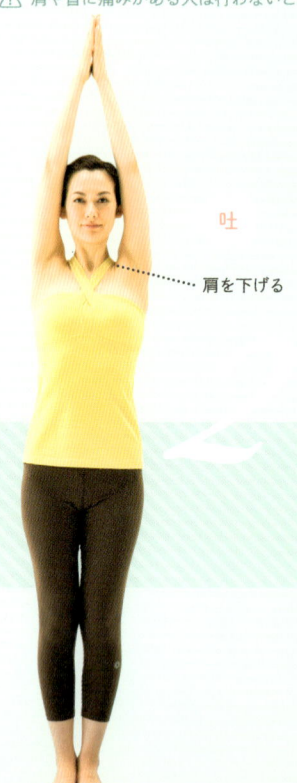

吐

肩を下げる

### 両手をゆっくりと引き上げる

息を吸いながら両手を上げます。指先で円を描くようにゆっくりと。

### 手のひらを頭上で合わせる

体側の伸びを感じながら、手のひらは内側、両腕を耳の横に。一度息を吐いて肩を引き下げ、手のひらを頭上で合わせます。

program 1
心が穏やかになる
**気持ちリセット
プログラム**

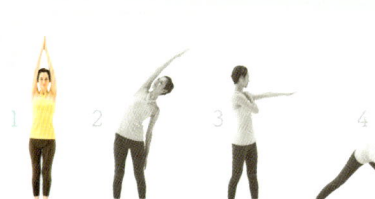
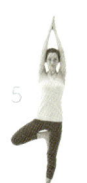
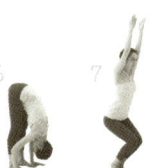
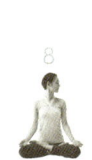

## 3 かかとを上げ上へ伸びる

呼吸を整え、吸いながらつま先立ちになります。かかとを引き上げ、手と足で引っ張り合うようにしましょう。

**Keep** 5呼吸

両足指のつけ根を床に押し当てる

### Easy 脚を開くと難易度ダウン！
脚を肩幅に開くとバランスがとりやすく、安定します。開きすぎないように注意。

### NG！ 肩が上がると体がこわばる
上へ伸びようとしすぎて肩が上がるのはNG。肩甲骨を下に引き下げるように！

**Down pose** ▶▶

### Item
グラグラしてしまう人は壁を背中に。

### 効きドコロ Focus
**力こぶ、肩甲骨まわりに刺激**

手のひらを頭上で合わせるこのポーズは、「力こぶ」と呼ばれる上腕二頭筋に負荷をかけます。また、背中の広い範囲を覆う広背筋にもじわじわと刺激が。背中、腕まわりをほっそりと引き締めます。

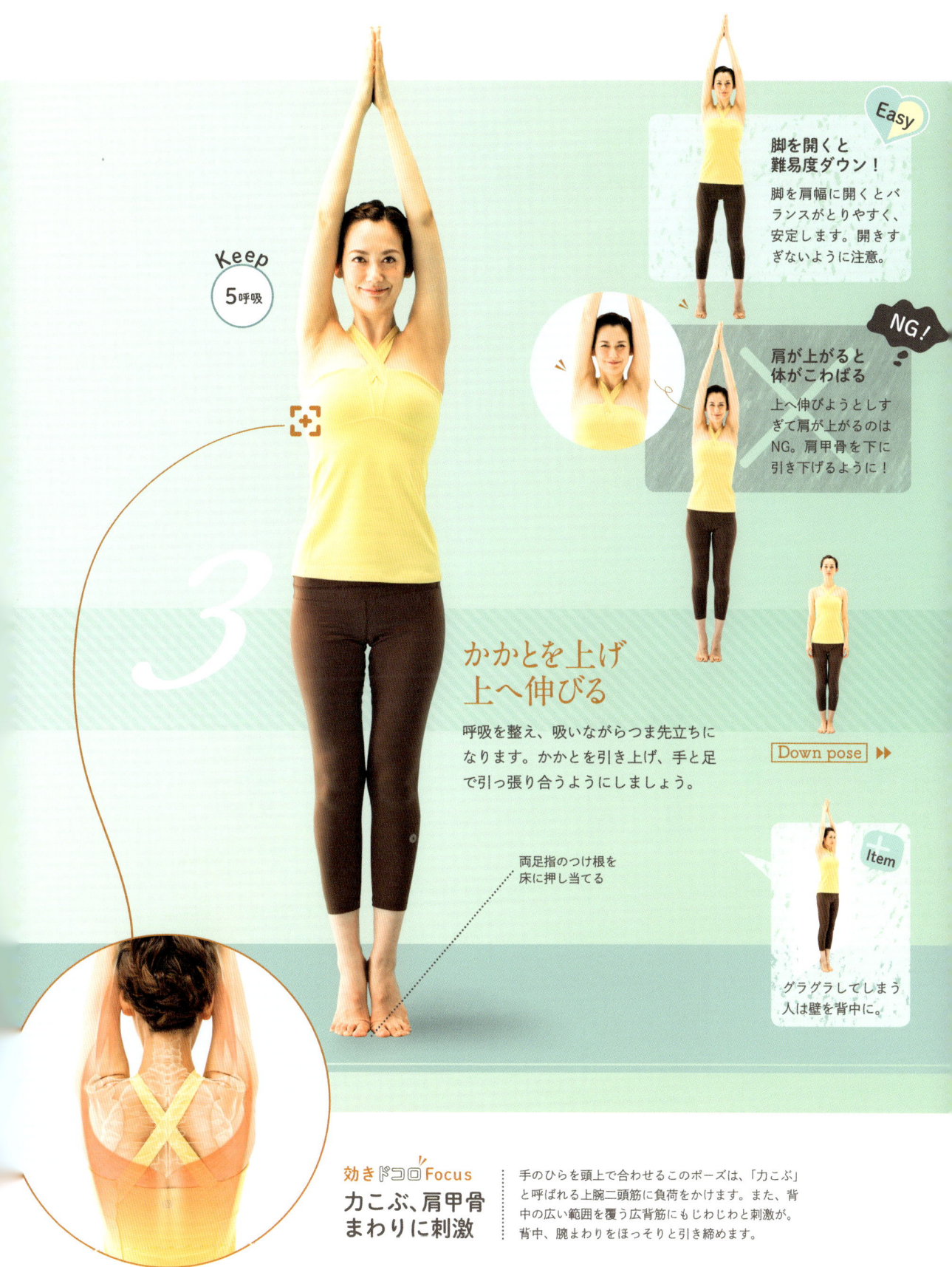

# 神経系を強くし頭が冴える

## 横曲げのポーズ
### DVD 1-2
*Ardha Kati Chakrasana*

両足に均等に体重をのせ、体側を伸ばすポーズです。脊髄神経を刺激し、神経系を強化。左右バランスよく行うことで、背骨や骨盤のゆがみ解消にも効果があります。

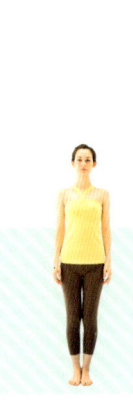

**Preparation** ▶▶
※写真は鏡に映った状態です

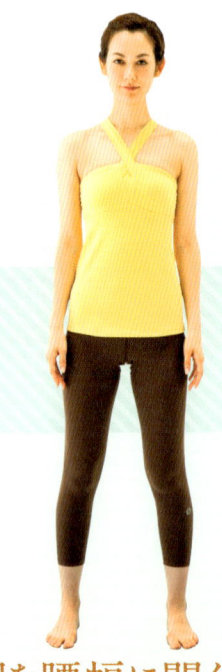

吸 ↓ 吐
………… 肩を下げる

### 脚を腰幅に開く

脚を腰幅に開きます。つま先からかかとが真っすぐ、左右の足が平行になるように。両足に均等に体重をのせましょう。呼吸を整えます。

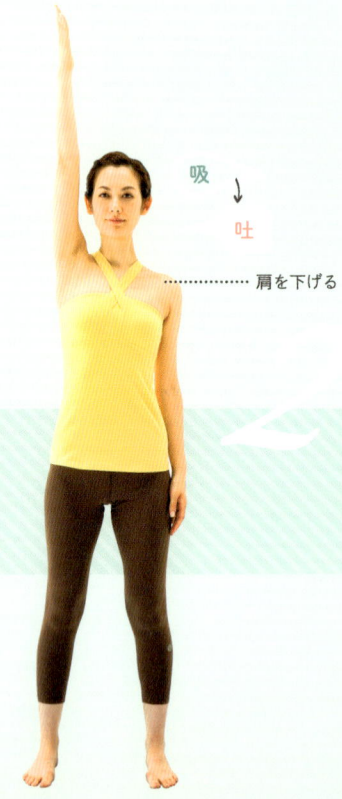

### 片腕を耳の横まで上げる

息を吸いながら、左腕を上げます。耳の真横に腕を上げ、手のひらは内側に。一度息を吐いて肩を引き下げましょう。

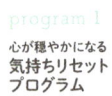

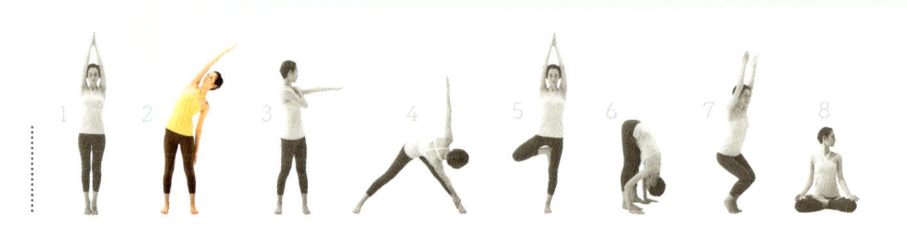

program 1
心が穏やかになる
気持ちリセット
プログラム

1  2  3  4  5  6  7  8

目線は上

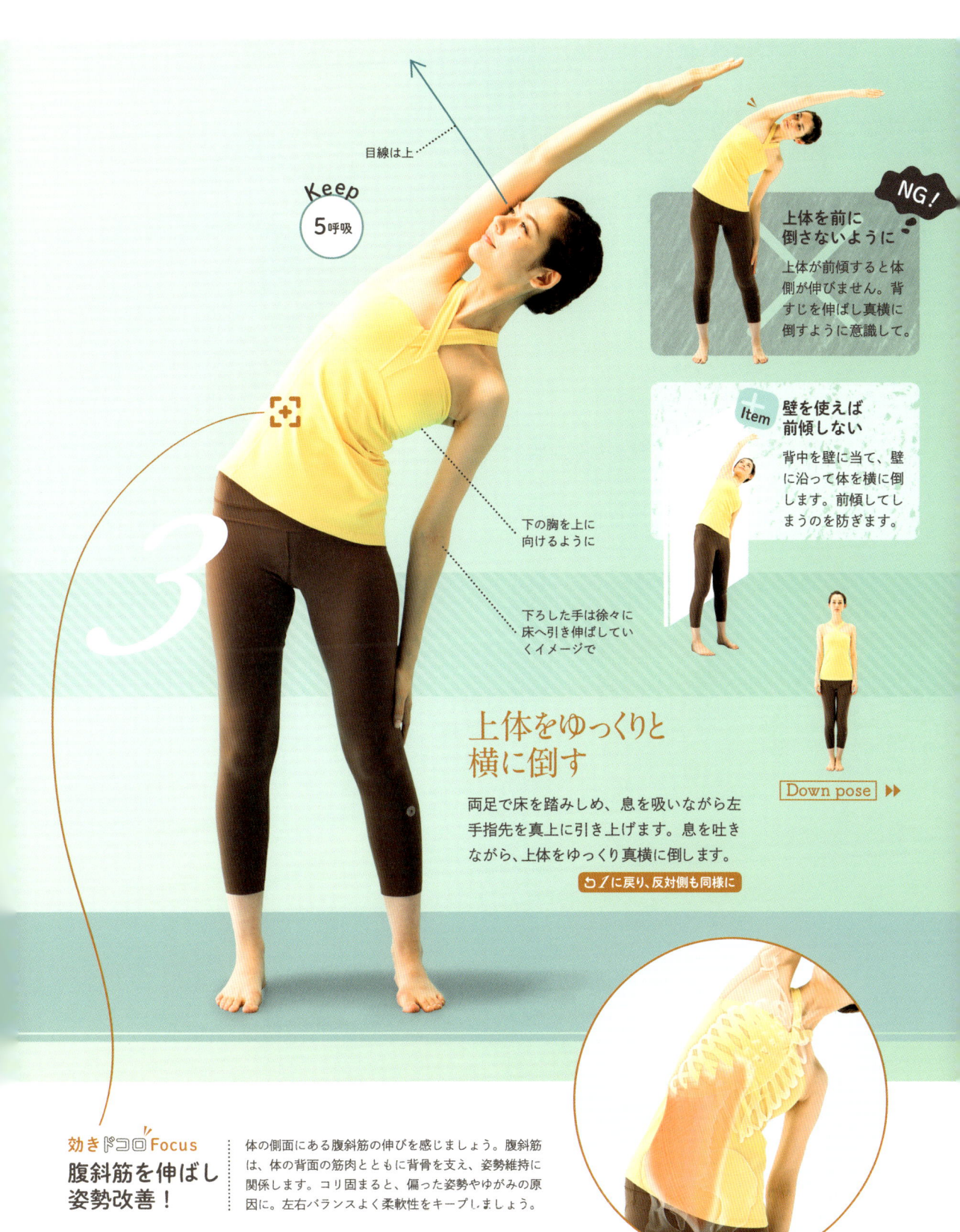

Keep
5呼吸

NG!
**上体を前に倒さないように**
上体が前傾すると体側が伸びません。背すじを伸ばし真横に倒すように意識して。

Item
**壁を使えば前傾しない**
背中を壁に当て、壁に沿って体を横に倒します。前傾してしまうのを防ぎます。

下の胸を上に向けるように

下ろした手は徐々に床へ引き伸ばしていくイメージで

Down pose ▶▶

3

## 上体をゆっくりと横に倒す

両足で床を踏みしめ、息を吸いながら左手指先を真上に引き上げます。息を吐きながら、上体をゆっくり真横に倒します。

↻ 1に戻り、反対側も同様に

### 効きドコロ Focus
**腹斜筋を伸ばし姿勢改善！**

体の側面にある腹斜筋の伸びを感じましょう。腹斜筋は、体の背面の筋肉とともに背骨を支え、姿勢維持に関係します。コリ固まると、偏った姿勢やゆがみの原因に。左右バランスよく柔軟性をキープしましょう。

# 背中のこわばり
# スッキリ

立ったまま背中をねじるポーズ。上げた腕を胸の前にすえ、ゆっくりと体を回転させることで、背中の深層部に効いていきます。背骨に刺激が与えられ、コリがスッキリ。

### DVD 1-3 立ったねじりのポーズ
*Kati Chakrasana*

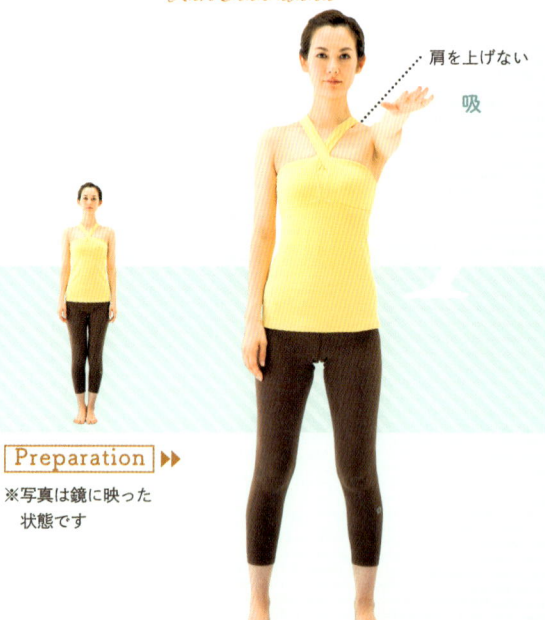

肩を上げない
吸
吐

**Preparation** ▶▶
※写真は鏡に映った状態です

## 脚を腰幅に開き片腕を前方に伸ばす

左右の足が平行になるように、脚を肩幅に開きます。息を吸いながら右手を前方に伸ばしましょう。指先が遠くに引っ張られるイメージです。

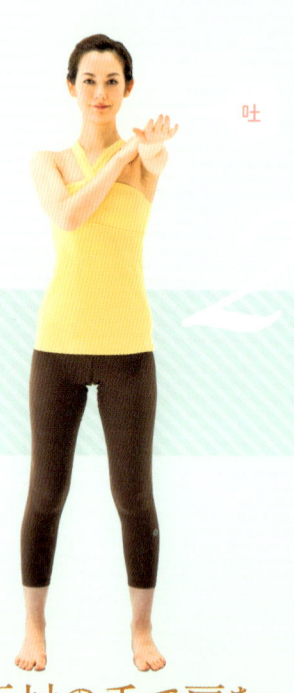

## 反対の手で肩をサポートする

左手を右の肩先に当てて補助をします。両足で床を踏みしめて、下腹部を引き締めましょう。

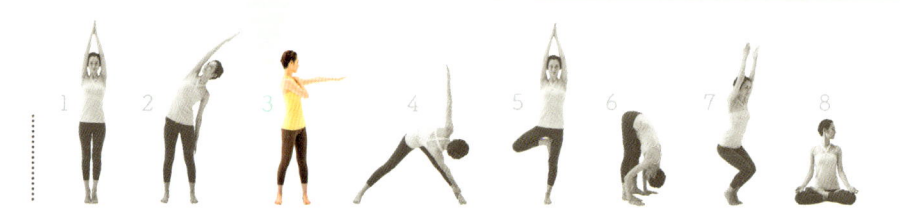

program 1
心が穏やかになる
**気持ちリセット**
プログラム

目線は指先のまま

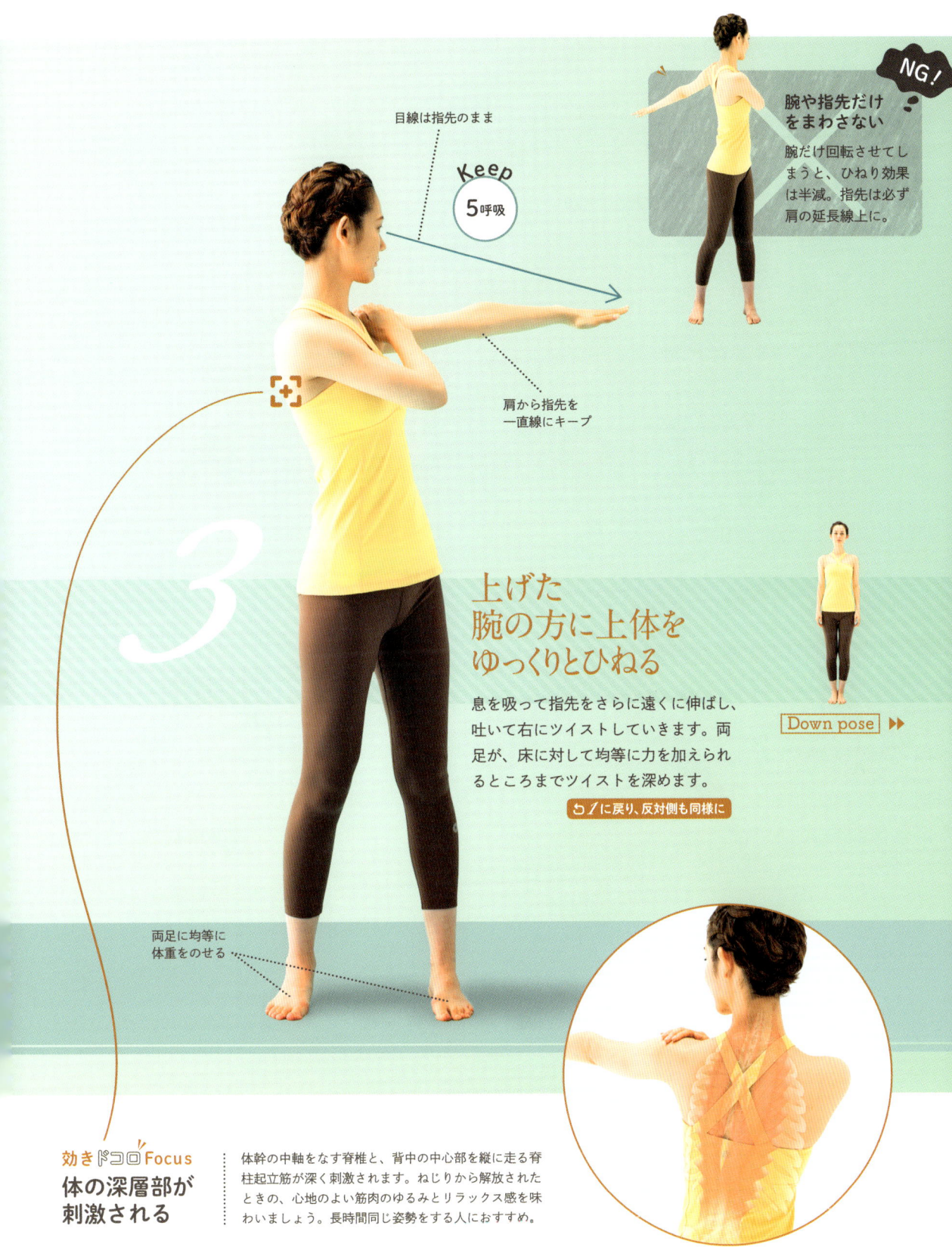

**Keep**
5呼吸

**NG!**
腕や指先だけ
をまわさない
腕だけ回転させてしまうと、ひねり効果は半減。指先は必ず肩の延長線上に。

肩から指先を
一直線にキープ

## 3 上げた腕の方に上体をゆっくりとひねる

息を吸って指先をさらに遠くに伸ばし、吐いて右にツイストしていきます。両足が、床に対して均等に力を加えられるところまでツイストを深めます。

↶ に戻り、反対側も同様に

**Down pose** ▶▶

両足に均等に
体重をのせる

### 効きドコロ Focus
**体の深層部が刺激される**

体幹の中軸をなす脊椎と、背中の中心部を縦に走る脊柱起立筋が深く刺激されます。ねじりから解放されたときの、心地のよい筋肉のゆるみとリラックス感を味わいましょう。長時間同じ姿勢をする人におすすめ。

# 全身の緊張がほぐれる

## ねじった三角のポーズ
*Parivrtta Trikonasana*

**DVD 1-4**

脚から腰、上半身にかけて大きく体をねじるポーズ。しっかりと床を踏みしめ、胸と背中を開きます。全身を伸びやかに使って、緊張を解きほぐしましょう。

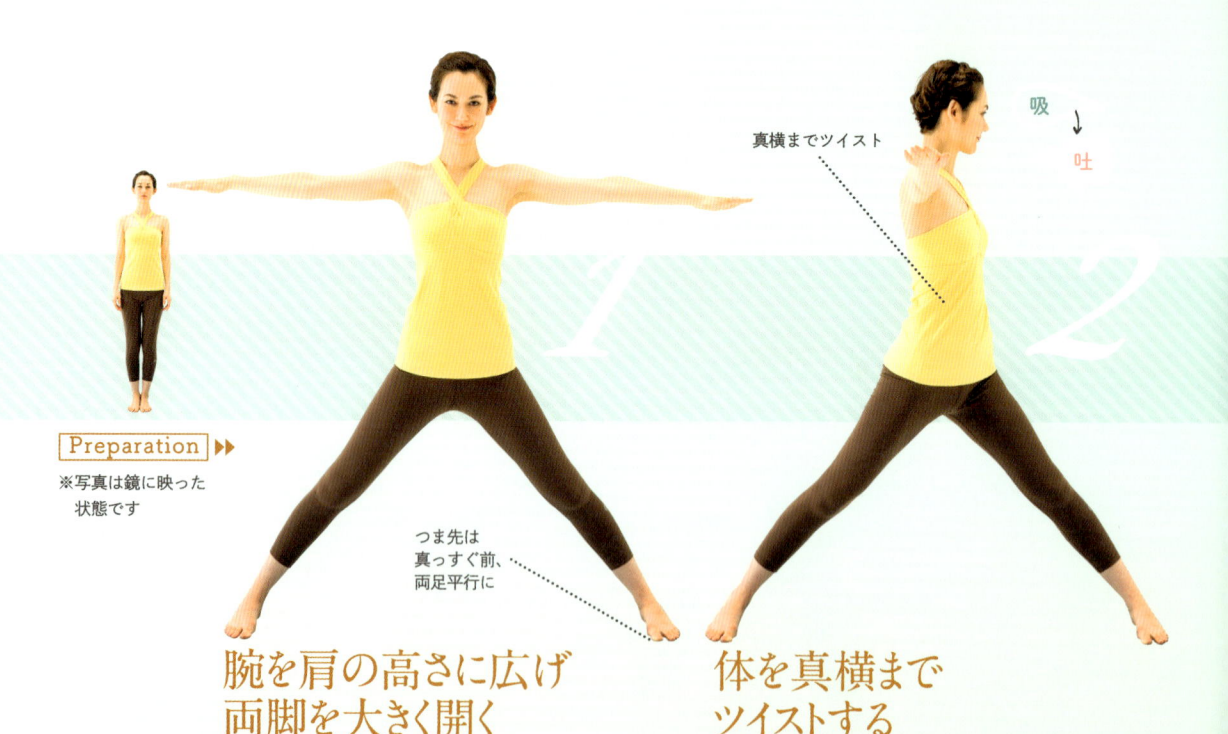

**Preparation** ▶▶
※写真は鏡に映った状態です

つま先は真っすぐ前、両足平行に

真横までツイスト

吸 ↓ 吐

### 1 腕を肩の高さに広げ両脚を大きく開く

両腕を肩の高さに広げ、両脚を大きく開きましょう。肩の高さに広げた両手の手首の下に足がくるように。

### 2 体を真横までツイストする

息を吸って、両手を左右に引っ張り合うように伸ばします。息を吐きながら、両手を広げたまま右側に上体をツイストしていきましょう。

program 1
心が穏やかになる
**気持ちリセット
プログラム**

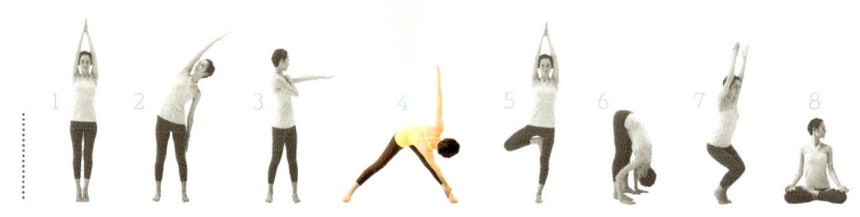

**NG!**
体側を縮め、
肩を落とさない

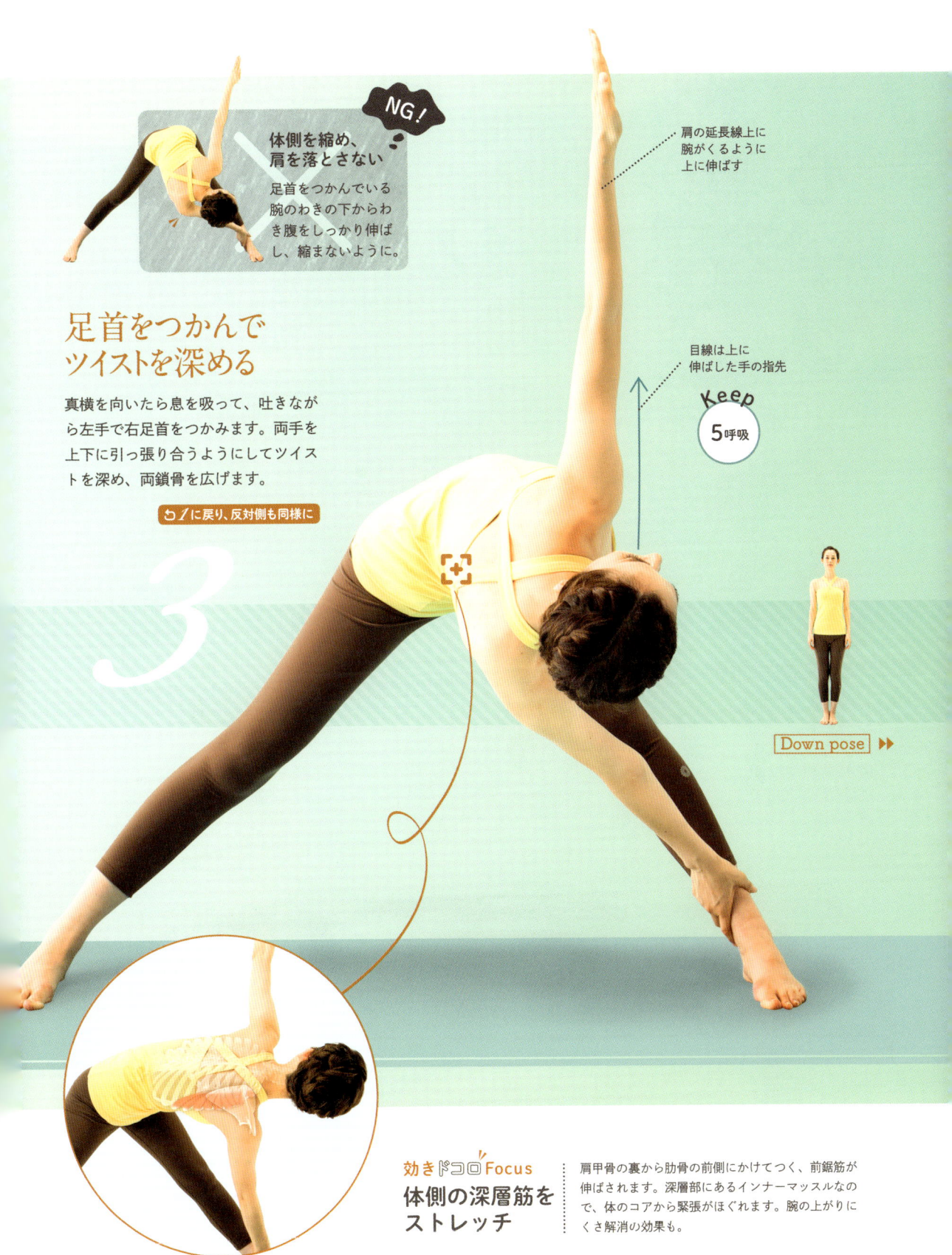

足首をつかんでいる腕のわきの下からわき腹をしっかり伸ばし、縮まないように。

## 足首をつかんで ツイストを深める

真横を向いたら息を吸って、吐きながら左手で右足首をつかみます。両手を上下に引っ張り合うようにしてツイストを深め、両鎖骨を広げます。

↩ 1に戻り、反対側も同様に

3

肩の延長線上に
腕がくるように
上に伸ばす

目線は上に
伸ばした手の指先

**Keep**
5呼吸

Down pose ▶▶

**効きドコロ Focus**
**体側の深層筋を ストレッチ**

肩甲骨の裏から肋骨の前側にかけてつく、前鋸筋が伸ばされます。深層部にあるインナーマッスルなので、体のコアから緊張がほぐれます。腕の上がりにくさ解消の効果も。

43

# 心身の
# バランスを整える

### DVD 1-5 木のポーズ
*Vrksasana*

大地に根を張る木をイメージした、バランス力を養うポーズ。生きている木のように、呼吸とともに鼓動や体の動きを感じましょう。心がフラットに落ち着きます。

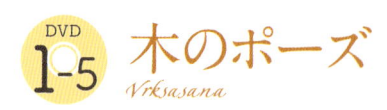

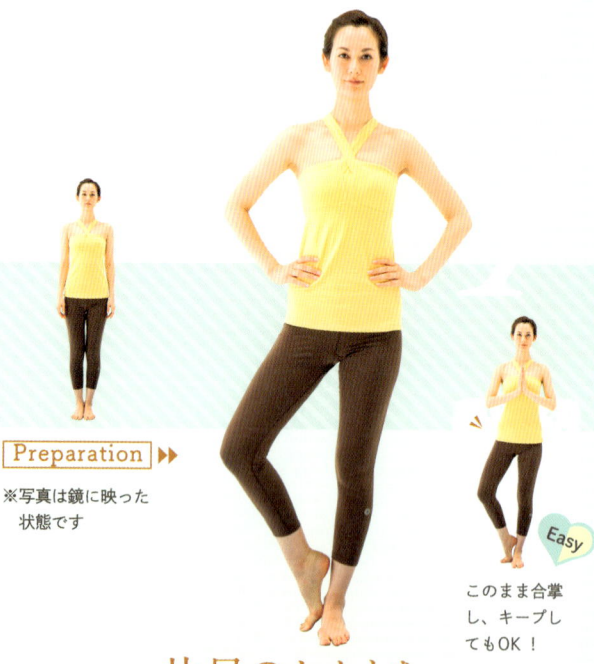

**Preparation** ▶▶
※写真は鏡に映った状態です

**Easy**
このまま合掌し、キープしてもOK！

吸

足裏と内ももで押し合う

軸脚の強さを感じる

## 1 片足のかかとを引き上げる

両手を腰に当て、左のかかとを引き上げます。足の裏を軸足のほうに向けて、股関節からひざを外側に開きます。

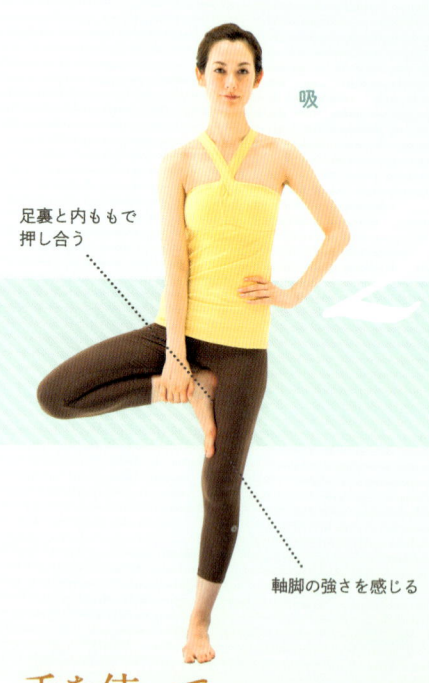

## 2 手を使って脚を持ち上げる

バランスがとれたら、息を吸いながら左脚をなるべく上に上げます。左足の裏を右の内ももにつけましょう。

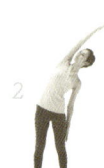

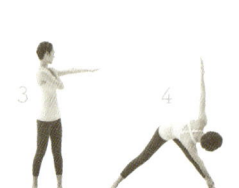

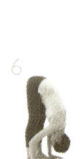

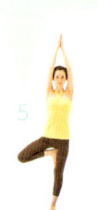

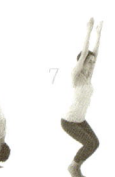

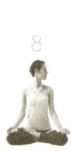

program 1
心が穏やかになる
**気持ちリセット**
プログラム

1　2　3　4　5　6　7　8

静かに1点を
見つめる

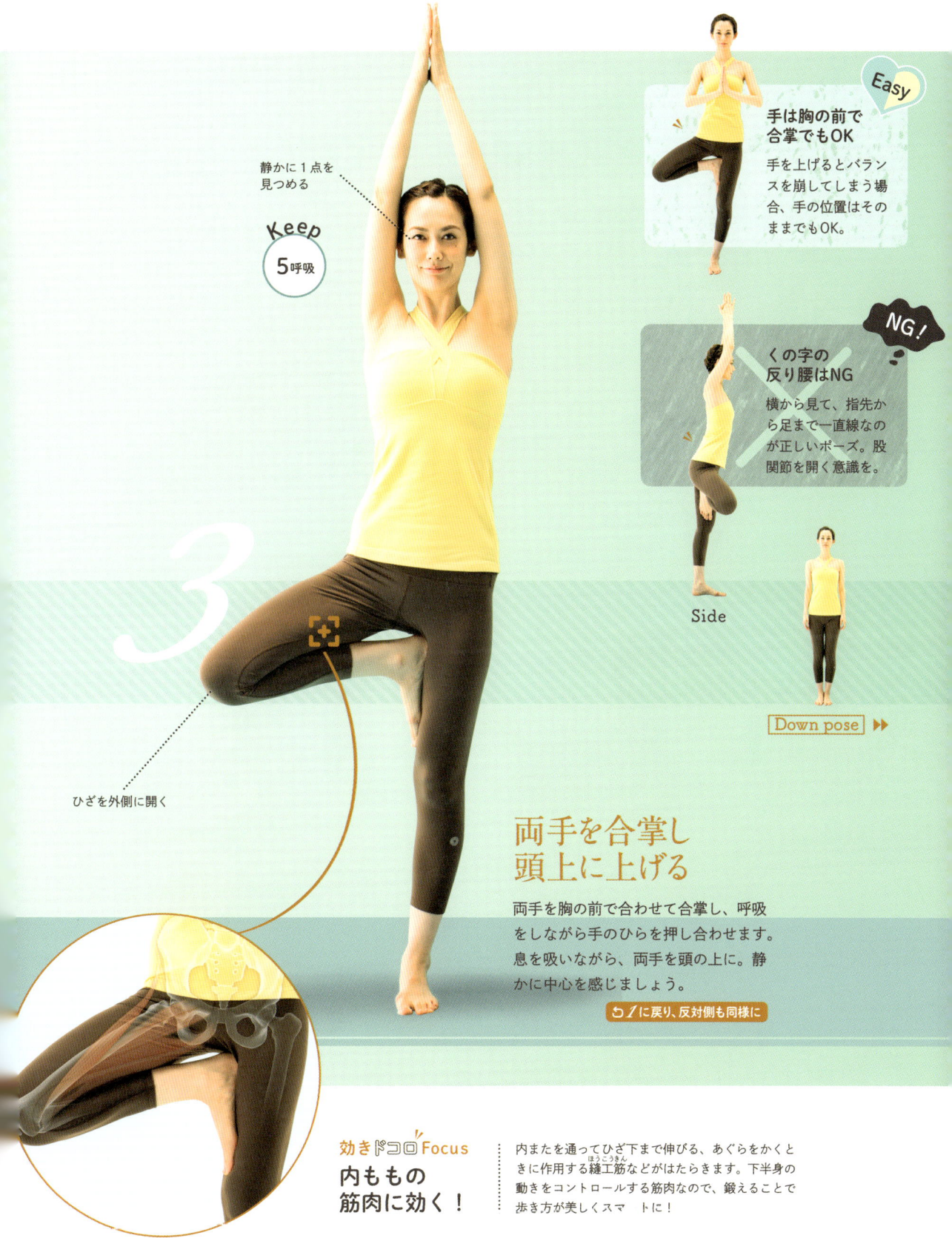

Keep
5呼吸

Easy

手は胸の前で
合掌でもOK

手を上げるとバランスを崩してしまう場合、手の位置はそのままでもOK。

NG!

くの字の
反り腰はNG

横から見て、指先から足まで一直線なのが正しいポーズ。股関節を開く意識を。

Side

Down pose ▶▶

3

ひざを外側に開く

## 両手を合掌し
## 頭上に上げる

両手を胸の前で合わせて合掌し、呼吸をしながら手のひらを押し合わせます。息を吸いながら、両手を頭の上に。静かに中心を感じましょう。

↩ 1に戻り、反対側も同様に

### 効きドコロFocus
### 内ももの
### 筋肉に効く！

内またを通ってひざ下まで伸びる、あぐらをかくときに作用する縫工筋（ほうこうきん）などがはたらきます。下半身の動きをコントロールする筋肉なので、鍛えることで歩き方が美しくスマートに！

45

# ストレスや不安をやわらげる

**DVD 1-6 立ち前屈のポーズ**
*Pada Hastasana*

頭に酸素を行きわたらせることで、爽快感が得られます。悩みや心配事はいったん忘れ、重力にまかせて上半身を脱力させましょう。頭がリフレッシュします。

⚠ 腰や首に痛みがある人は行わないこと

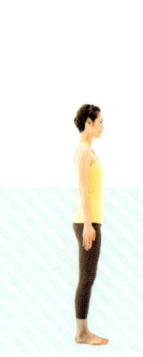

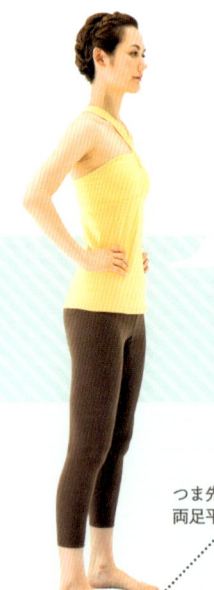

Preparation ▶▶

つま先はまっすぐ前。両足平行に

吸 → 吐

## 腰に手を当て、脚を腰幅に開く

両手を腰に当てて、脚を腰幅に開きましょう。しっかりと両足で床を踏みしめます。

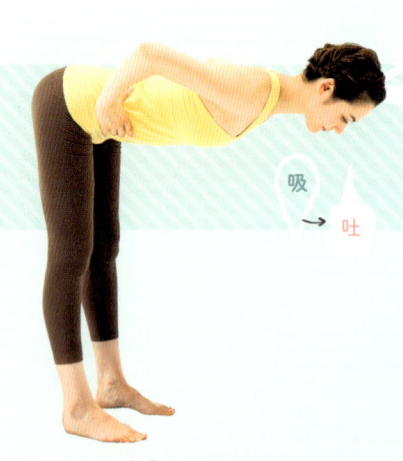

## 床と平行になるまで上体を下げる

一度息を吸って、吐きながら床と平行になるまで上体を下げます。上体といっしょに目線を動かしながら、床を見ます。

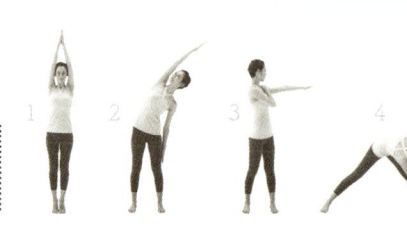

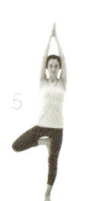

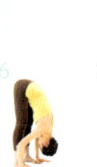

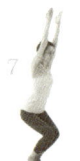

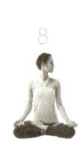

program 1
心が穏やかになる
気持ちリセット
プログラム

1　2　3　4　5　6　7　8

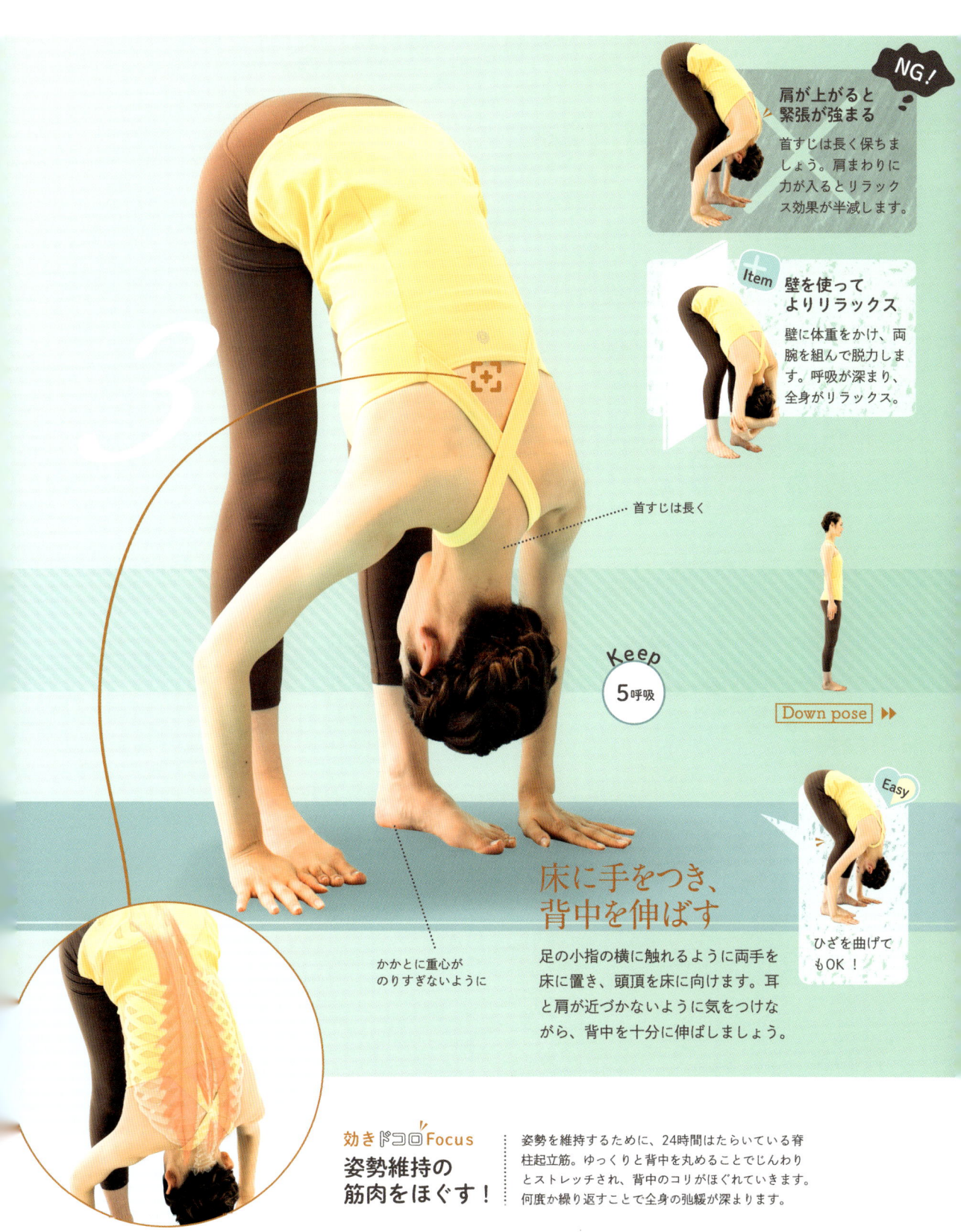

## NG！
### 肩が上がると緊張が強まる
首すじは長く保ちましょう。肩まわりに力が入るとリラックス効果が半減します。

## ＋Item 壁を使ってよりリラックス
壁に体重をかけ、両腕を組んで脱力します。呼吸が深まり、全身がリラックス。

首すじは長く

Keep 5呼吸

Down pose ▶▶

### Easy
ひざを曲げてもOK！

かかとに重心がのりすぎないように

## 床に手をつき、背中を伸ばす
足の小指の横に触れるように両手を床に置き、頭頂を床に向けます。耳と肩が近づかないように気をつけながら、背中を十分に伸ばしましょう。

### 効きドコロFocus
**姿勢維持の筋肉をほぐす！**

姿勢を維持するために、24時間はたらいている脊柱起立筋。ゆっくりと背中を丸めることでじんわりとストレッチされ、背中のコリがほぐれていきます。何度か繰り返すことで全身の弛緩が深まります。

47

# 強い心を
# つくる

## DVD 1-7 椅子のポーズ
*Utkatasana*

椅子に座るように腰を落とし、バランスをとります。土台となる下半身を安定させる脚力と体幹力が求められるポーズ。どっしりと構えられる強い心を育みます。

⚠ 頭痛、不眠症、低血圧症の場合は行わないこと

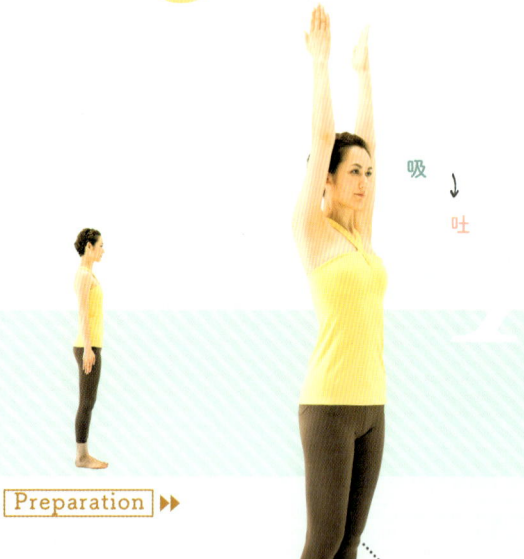

Preparation ▶▶

吸 吐

ひざ頭を引き上げる

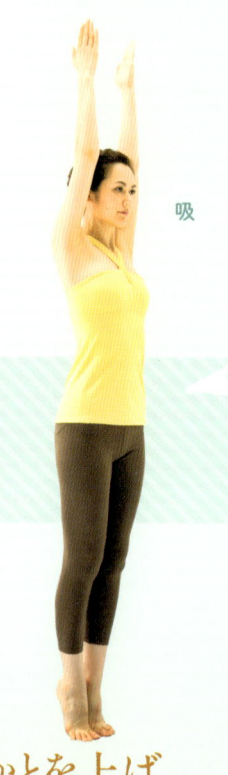

### 両手を真っすぐ上に上げる

息を吸いながら、両手を真上に上げます。両腕は耳の横。手のひらは内側に向けましょう。息を吐いて、肩を下げます。

吸

### かかとを上げ、つま先立ちになる

体の中心軸を感じ、息を吸いながらかかとを上げてつま先立ちになります。ここでバランスをとっていきましょう。

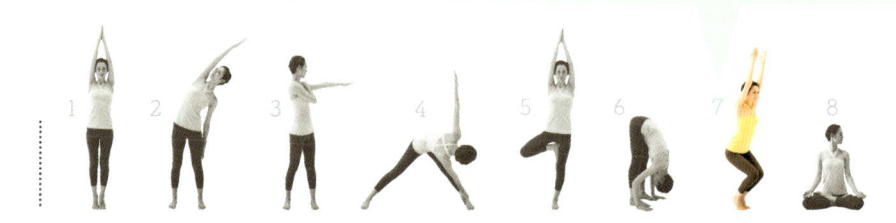

program 1
心が穏やかになる
**気持ちリセット
プログラム**

1 2 3 4 5 6 7 8

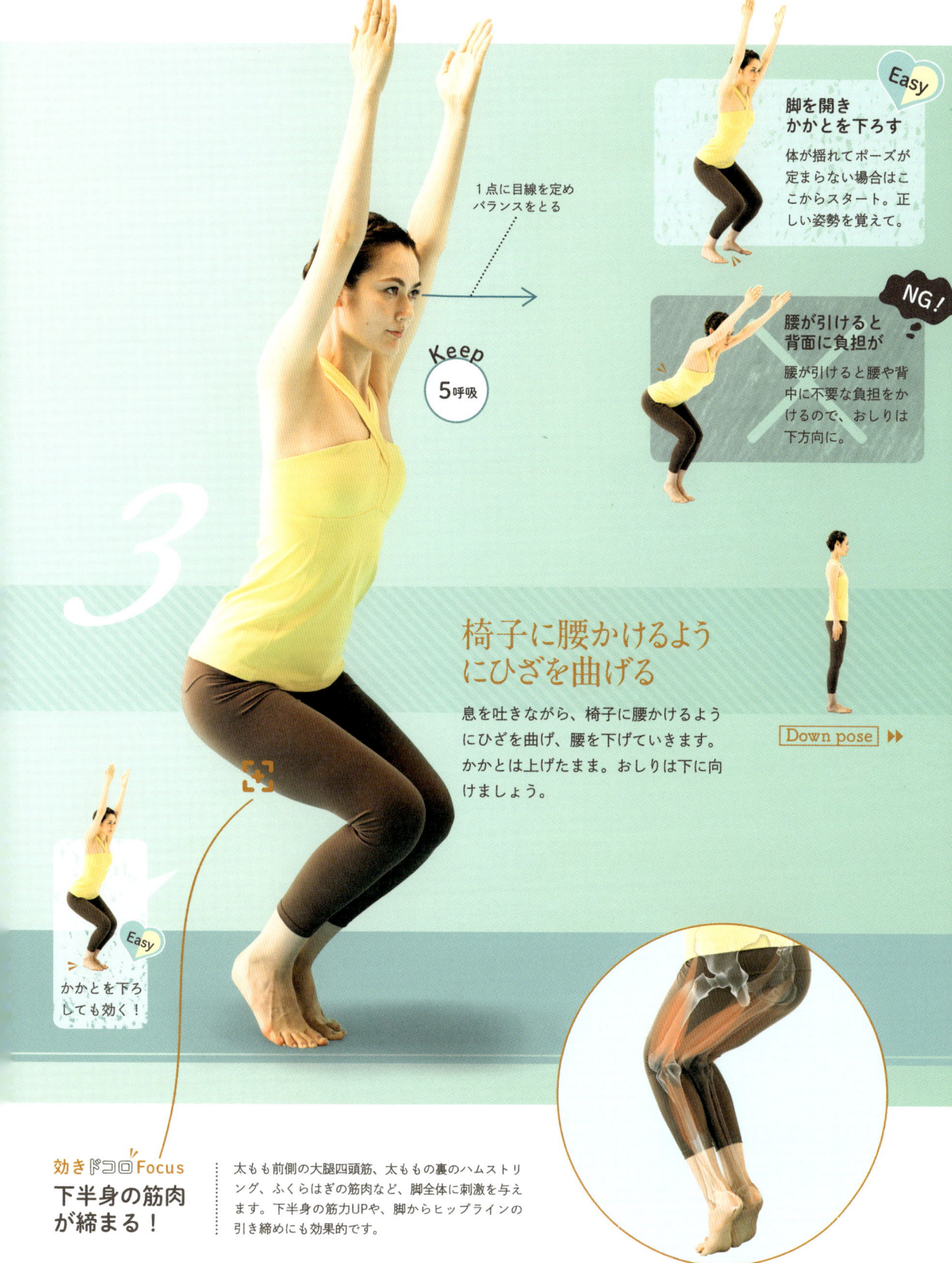

## 3

1点に目線を定め
バランスをとる

**Keep**
5呼吸

### Easy
**脚を開き
かかとを下ろす**
体が揺れてポーズが定まらない場合はここからスタート。正しい姿勢を覚えて。

### NG!
**腰が引けると
背面に負担が**
腰が引けると腰や背中に不要な負担をかけるので、おしりは下方向に。

### 椅子に腰かけるようにひざを曲げる

息を吐きながら、椅子に腰かけるようにひざを曲げ、腰を下げていきます。かかとは上げたまま。おしりは下に向けましょう。

**Down pose** ▶▶

**Easy**
かかとを下ろしても効く！

### 効きドコロ Focus
**下半身の筋肉が締まる！**

太もも前側の大腿四頭筋、太ももの裏のハムストリング、ふくらはぎの筋肉など、脚全体に刺激を与えます。下半身の筋力UPや、脚からヒップラインの引き締めにも効果的です。

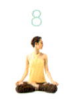

## 心を落ち着かせ穏やかに

### ブラフマームードラ
*Brahma Mudra*

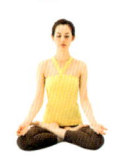

DVD 1-8

Preparation ▶▶

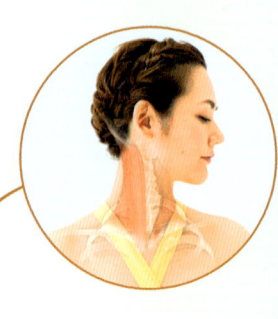

首をゆっくり動かしましょう。緊張をほぐし、心を落ち着かせる効果があります。安眠効果が高いので、寝る前におすすめ。

**効きドコロ Focus**
**首の硬さを解消する**
胸鎖乳突筋は、コリ固まると精神的に抑圧された気分に。ゆっくりほぐしてリラックス。

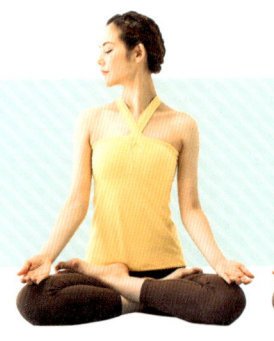

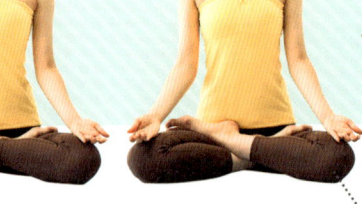

program 1
心が穏やかになる
気持ちリセットプログラム

---

**ゆっくりと片方ずつ振り返る**
鼻先を見て、振り返ります。回しきったら目線だけ後ろを向き、2秒キープ。鼻先に目線を戻して、前を向きます。

土台を安定させる
目線は鼻先のまま

↺ 反対側も同様に

**気をつけながら首を上下に動かす**
上を向くときは、目線は鼻先。下を向くときは眉間を見ます。あごと胸がつくように、胸を上に引き上げましょう。

× 3 ラウンド

---

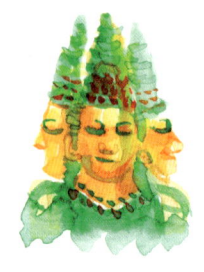

*Petit Column*
### あなたの心の状態がわかる!?

ヒンドゥー教の三大神のうち、宇宙の創造を司る神とされるブラフマ神。ブラフマームードラは、この4つの顔を持つといわれるブラフマ神を象徴しています。首まわりのストレッチができるこの動き、実は心の状態をチェックするのに最適な動き。首やあご、目のまわりなどの顔の一部は、慢性的なストレスが筋肉の緊張として表れやすい場所です。心配事や悩みで気持ちの余裕がなかったり、興奮して心が波立ったりしているとき、首の動かしにくさを感じませんか？ ブラフマームードラで、リラックスしてゆっくりと首をほぐせば、心が落ち着き、目の疲れもスッキリ。安らかな眠りをもたらすので寝る前にもおすすめです。

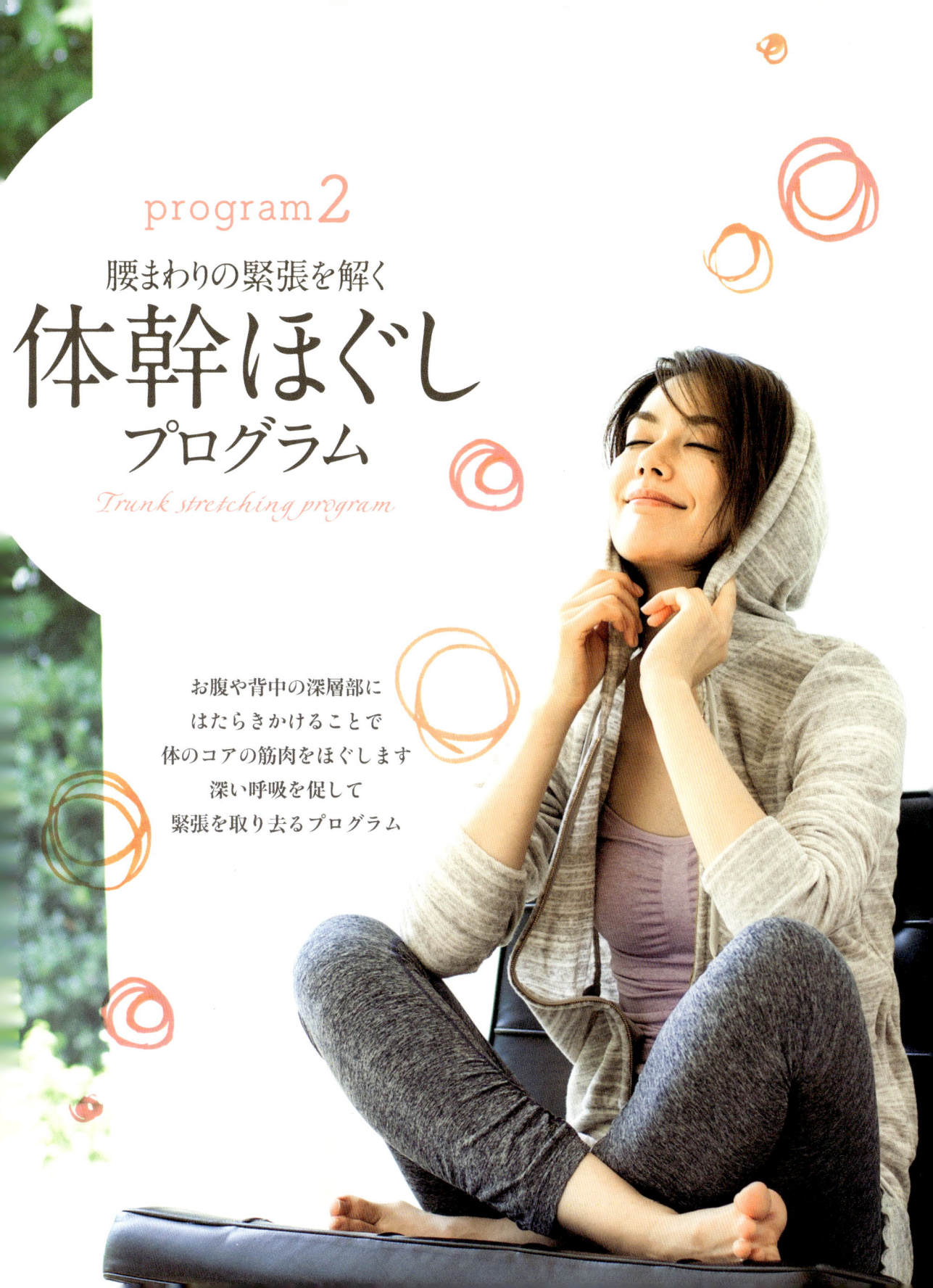

## program 2

腰まわりの緊張を解く

# 体幹ほぐし
## プログラム

*Trunk stretching program*

お腹や背中の深層部に
はたらきかけることで
体のコアの筋肉をほぐします
深い呼吸を促して
緊張を取り去るプログラム

## program 2 〔18'51"〕
## 腰まわりの緊張を解く
# 体幹ほぐし プログラム
*Trunk stretching program*

**1・2 背骨を整える**

体幹を左右にひねる

**start**

**1 クロコダイルのポーズ**

### 背中をほぐしてから、体幹力UPポーズにチャレンジ！

前半でじんわりと背骨をほぐし、胸や肩を開くポーズで準備をしたら、体のコアの筋肉をフル活動させるバランスポーズにチャレンジ！ 腰や背中の不調緩和のためには、ストレッチなどで血流を促すとともに、筋力アップが有効です。また、胸を大きく反らすことで、息苦しさや閉塞感が解消されます。

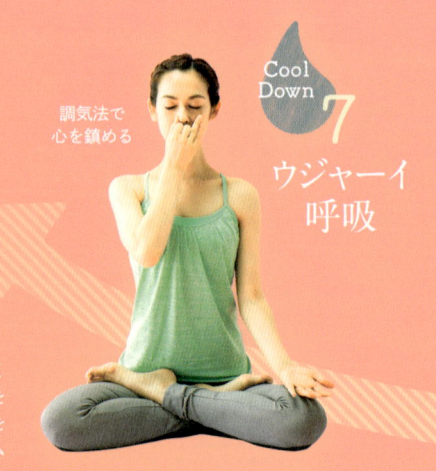

※プログラムの最後には、くつろぎのポーズ（P.26）を5分以上行い、静かに呼吸を整えましょう。プログラムの効果が高まります。

**Cool Down 7 ウジャーイ呼吸**

調気法で心を鎮める

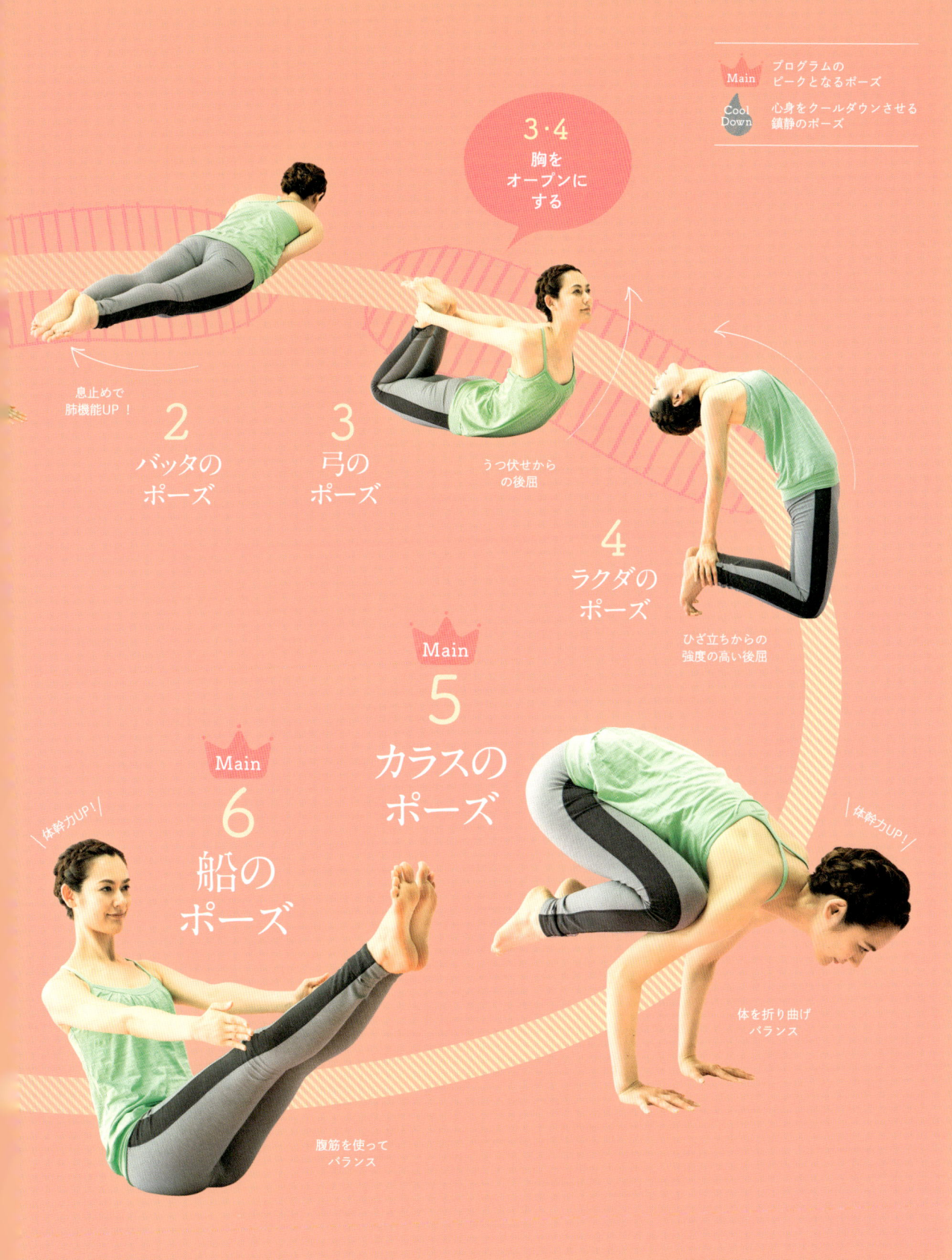

| Main | プログラムの<br>ピークとなるポーズ |
|---|---|
| Cool Down | 心身をクールダウンさせる<br>鎮静のポーズ |

**3・4**
胸をオープンにする

**2 バッタのポーズ**
息止めで肺機能UP！

**3 弓のポーズ**
うつ伏せからの後屈

**4 ラクダのポーズ**
ひざ立ちからの強度の高い後屈

**Main 5 カラスのポーズ**
体を折り曲げバランス
体幹力UP！

**Main 6 船のポーズ**
腹筋を使ってバランス
体幹力UP！

# 腰がじんわりほぐれる

## DVD 2-1 クロコダイルのポーズ
*Makarasana (Variation)*

ワニのポーズ（P.26）から脚を上げて体幹をひねります。骨盤まわりに刺激が与えられて血流がUPし、じわじわとコリがほぐれていきます。腰の深層部に効くポーズ。

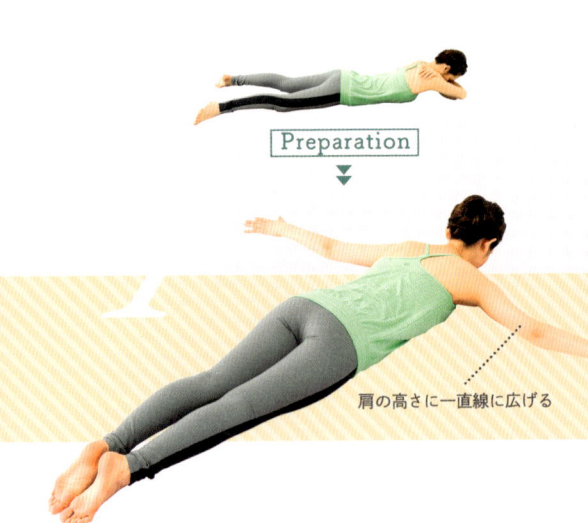

Preparation

肩の高さに一直線に広げる

吸

### 両足をそろえ、腕を真横に広げる

両足を、かかとからつま先までピッタリそろえます。腕を真横に広げ、手のひらを下にし、床にあごをつけます。

### 片脚を床から持ち上げる

息を吸いながら、右脚を床から持ち上げます。ひざ裏は伸ばしたままです。

program 2
腰まわりの緊張を解く
体幹ほぐし
プログラム

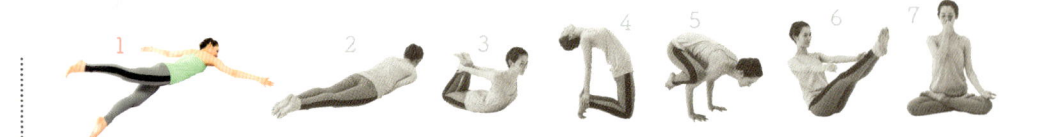

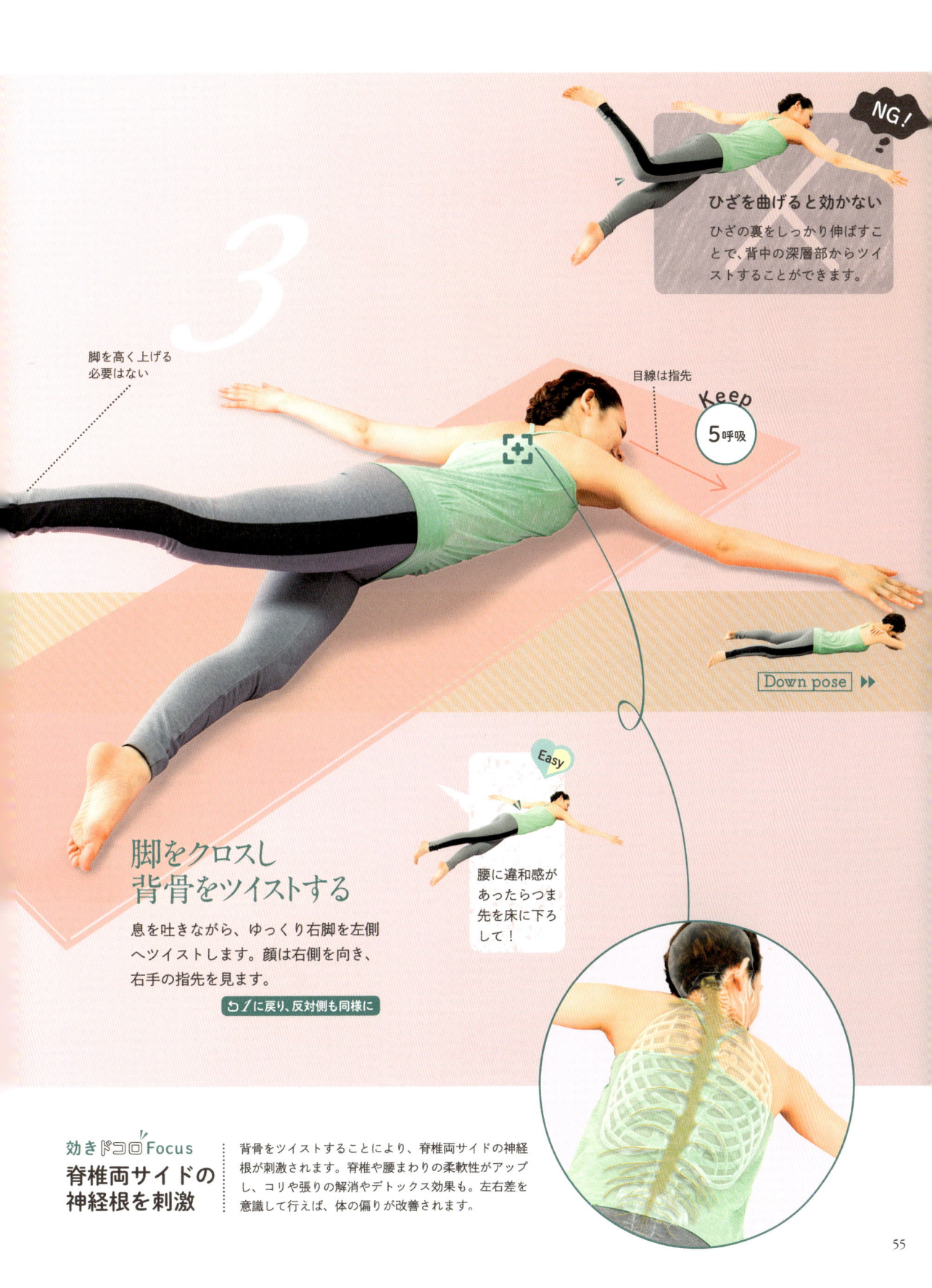

## 3

**NG！**
ひざを曲げると効かない
ひざの裏をしっかり伸ばすことで、背中の深層部からツイストすることができます。

脚を高く上げる必要はない

目線は指先

**Keep** 5呼吸

**Down pose** ▶▶

**Easy**
腰に違和感があったらつま先を床に下ろして！

### 脚をクロスし背骨をツイストする

息を吐きながら、ゆっくり右脚を左側へツイストします。顔は右側を向き、右手の指先を見ます。

↻ 1に戻り、反対側も同様に

**効きドコロ Focus**
### 脊椎両サイドの神経根を刺激

背骨をツイストすることにより、脊椎両サイドの神経根が刺激されます。脊椎や腰まわりの柔軟性がアップし、コリや張りの解消やデトックス効果も。左右差を意識して行えば、体の偏りが改善されます。

# 肺への刺激で呼吸器が活性化

うつ伏せで脚を上げるポーズ。一時的に息を止め、脚を引き上げることで、肺機能アップが期待できます。ももの裏やヒップが鍛えられ、後ろ姿がシャープに！

⚠ 心臓や肺の疾患、深刻な腰の故障、高血圧症の場合は行わないこと

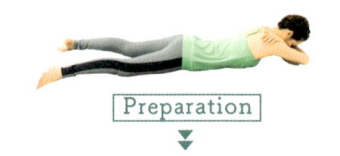

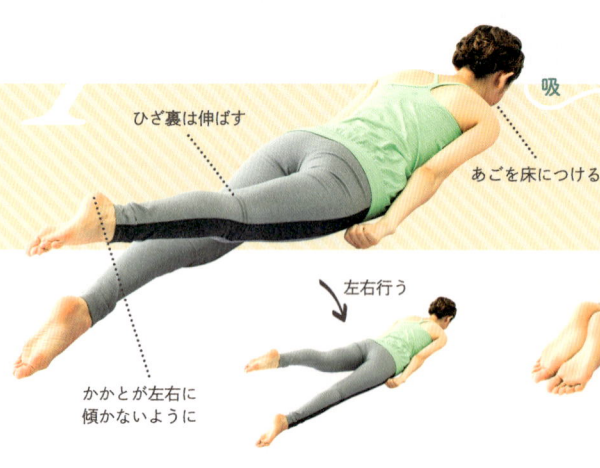

## DVD 2-2 バッタのポーズ
*Salabhasana*

**Preparation**

吸

- ひざ裏は伸ばす
- あごを床につける
- かかとが左右に傾かないように

左右行う

吐

### 腕を体側に下ろし、片脚ずつ上げる

片脚のバッタのポーズで準備をします。腕は体側で手のひらは上。脚を左右そろえます。息を吸いながら右脚を上げ、吐いて下ろします。左も同様に。

### 手を握り、脚のつけ根に当てる

真上に向けた手のひらを軽く握り、体の下に入れていきます。ひじから下が体の下に入るように、握った手を脚のつけ根に当てます。

**program 2**
腰まわりの緊張を解く
体幹ほぐし
プログラム

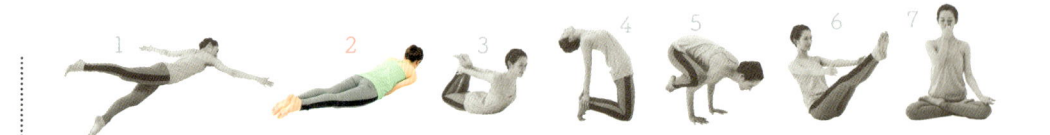

1　2　3　4　5　6　7

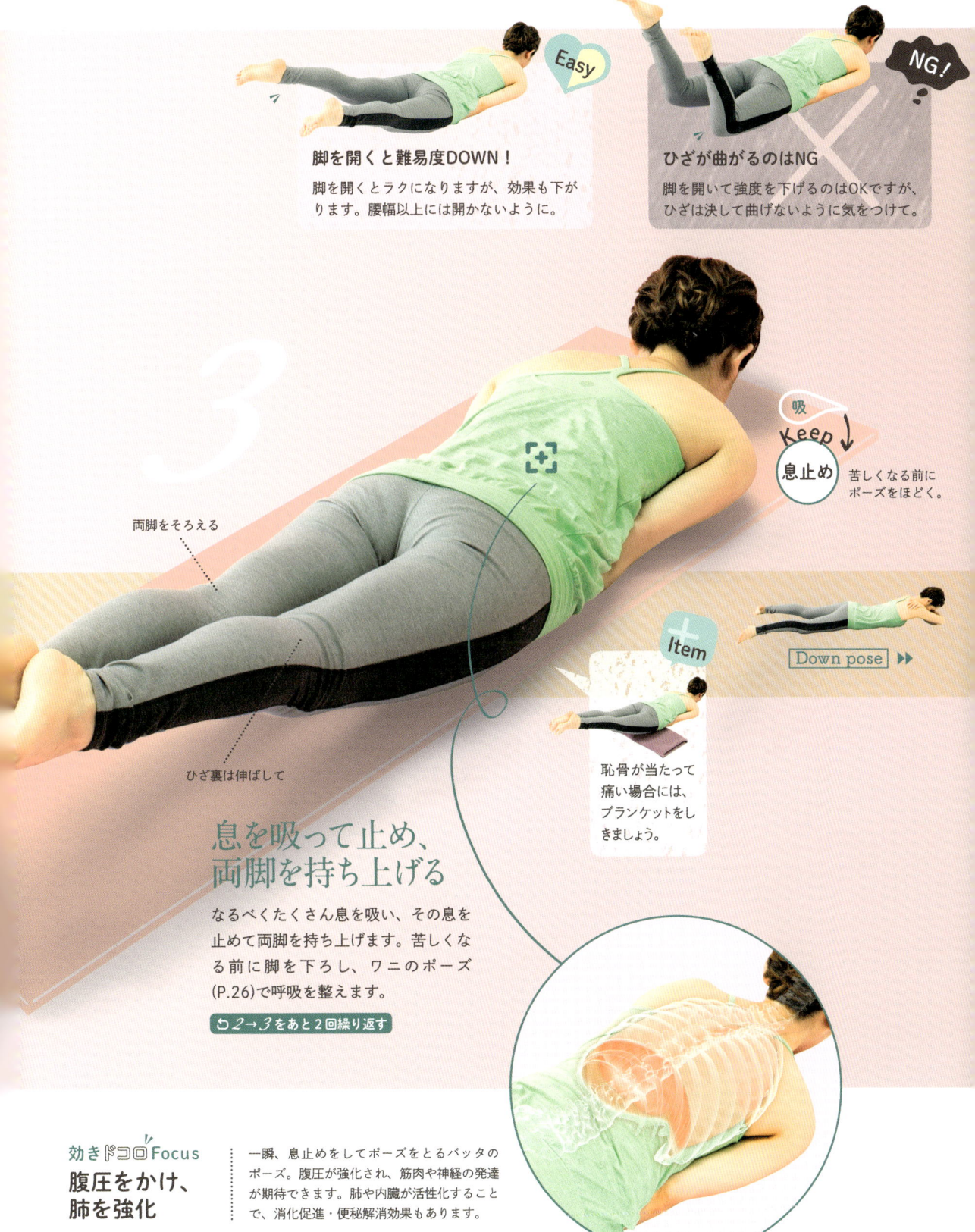

## 脚を開くと難易度DOWN！
脚を開くとラクになりますが、効果も下がります。腰幅以上には開かないように。

## ひざが曲がるのはNG
脚を開いて強度を下げるのはOKですが、ひざは決して曲げないように気をつけて。

**Keep 息止め**
苦しくなる前にポーズをほどく。

両脚をそろえる

ひざ裏は伸ばして

**Item**
恥骨が当たって痛い場合には、ブランケットをしきましょう。

**Down pose ▶▶**

# 息を吸って止め、両脚を持ち上げる

なるべくたくさん息を吸い、その息を止めて両脚を持ち上げます。苦しくなる前に脚を下ろし、ワニのポーズ（P.26）で呼吸を整えます。

↩ 2→3をあと2回繰り返す

## 効きドコロFocus
### 腹圧をかけ、肺を強化

一瞬、息止めをしてポーズをとるバッタのポーズ。腹圧が強化され、筋肉や神経の発達が期待できます。肺や内臓が活性化することで、消化促進・便秘解消効果もあります。

# 副腎の機能を高める

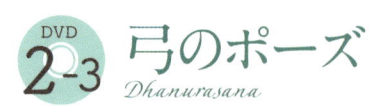

## 弓のポーズ
*Dhanurasana*

DVD 2-3

弓の弦のように体を引き上げるポーズで、腕と脚を引き合って背骨を柔軟にしならせます。副腎を刺激し、交感神経を優位にさせるため、寝る前は避けるのがベター。

⚠ 脊椎に故障がある人は行わないこと

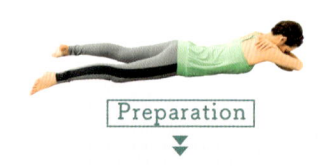

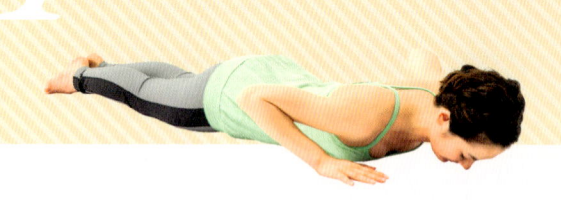

Preparation

### 額を床につけ、両脚をそろえる
両手を床について、額を床につけます。両脚はできる限りそろえます。

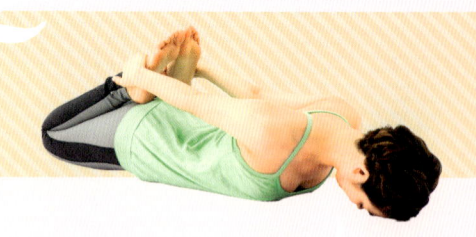

### ひざを曲げて足首をつかむ
額を床につけたまま、両手で両足首をつかみます。一度、この体勢で呼吸を整えましょう。

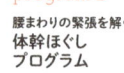

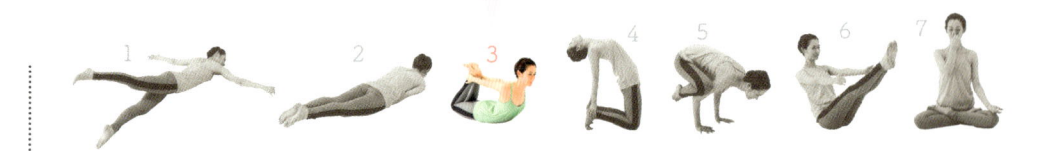

吐

program 2
腰まわりの緊張を解く
体幹ほぐし
プログラム

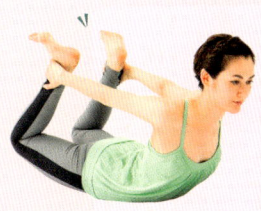

## Easy
**脚を軽く開くと反りやすい**
軽くひざを開くと体を起こしやすくなります。できれば足の裏を上に向けて。

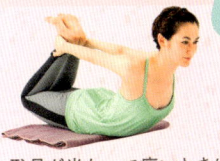

## Item
恥骨が当たって痛いときは、ブランケットをしきましょう。

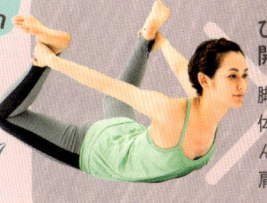

## NG！
**ひざを開きすぎない**
脚を開きすぎると、体の前面が伸びません。ひざは開いても肩幅程度にして。

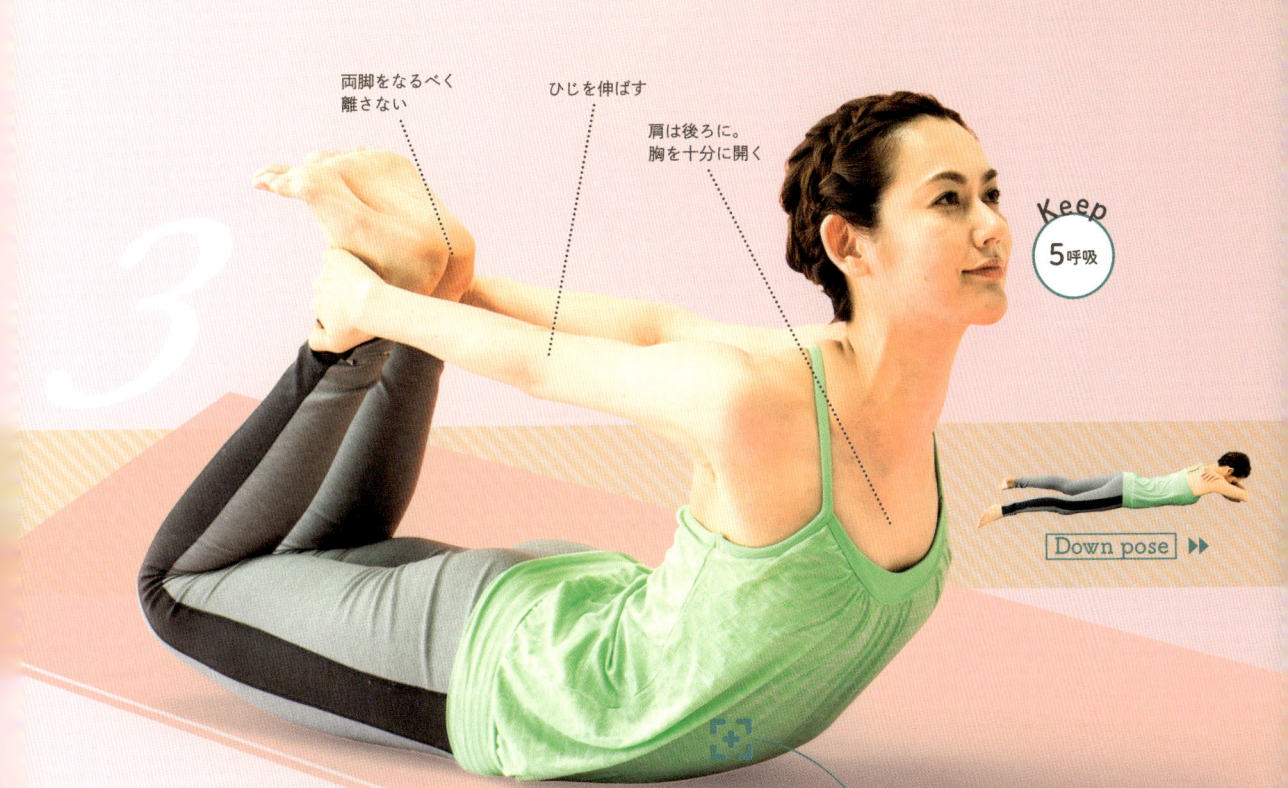

### 3

- 両脚をなるべく離さない
- ひじを伸ばす
- 肩は後ろに。胸を十分に開く

**Keep 5呼吸**

Down pose

## 上半身と下半身を持ち上げる

息を吸いながら、足で後ろを蹴るようにして胸とももを持ち上げます。両脚と腕で引き合うようにして、全身を反らせましょう。

↩ 2→3をあと2回繰り返す

### 効きドコロ Focus
**体の前面をストレッチ**

体の背面が鍛えられると同時に、腹直筋などの体の前面の筋肉に対してはストレッチ効果を発揮します。胸の下から下腹部、脚のつけ根、太ももの前までが伸びるのを意識して。深層部の腸腰筋（ちょうようきん）もストレッチ。

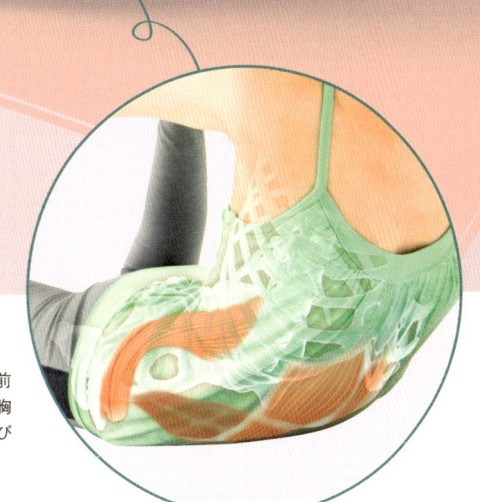

# 胸、肩まわりを伸ばし猫背改善

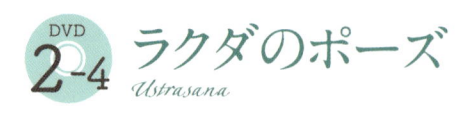

体の前面を開く強度の高い後屈のポーズです。肩や胸が広がることで立ち姿が美しくなるので、猫背の緩和におすすめ。背中への刺激で気分もスッキリ。

⚠ 腰や首の故障、高血圧症、偏頭痛、不眠症の場合は行わないこと

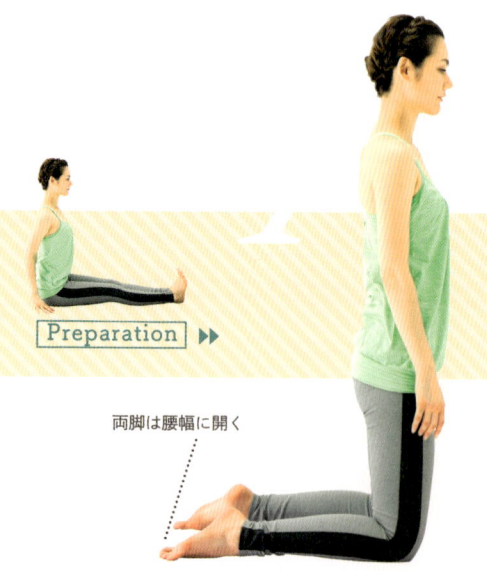

## DVD 2-4 ラクダのポーズ
*Ustrasana*

**Preparation**

両脚は腰幅に開く

Easy

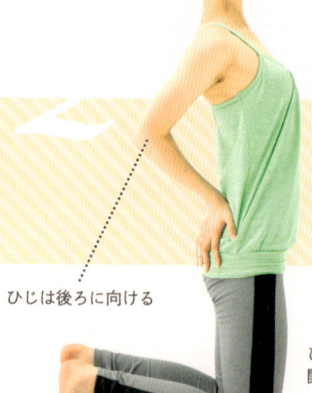

吐

頭を倒さず軽く反らすだけでもOK

ひじは後ろに向ける

ひざは肩幅より開かないように

### 1 四つん這いから ひざ立ちになる

杖のポーズ（P.27）から、脚をすねでクロスして手をひざの前につき、四つん這いになります。上体を起こして、ひざ立ちになりましょう。

### 2 つま先を立て、両手を腰に当てる

足の指を折り曲げ、つま先を立てます。両手は指先を下にして腰に当て、おしりを引き下げます。胸は真上に引き上げましょう。

program 2
腰まわりの緊張を解く
体幹ほぐし
プログラム

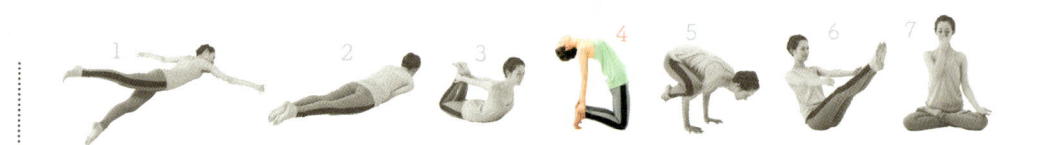

Keep
5呼吸

目線は鼻先

**NG!**
腰が落ちるのは×
腰を落とさないように気をつけて。少しずつ胸を開く練習をしていきましょう。

**Item**
ブランケット＆壁で効かせる
壁に太もも前面を押し当て、丸めたブランケットを脚の上にのせると効果UP！

脚のつけ根を十分に伸ばす

Down pose ▶▶

## 3

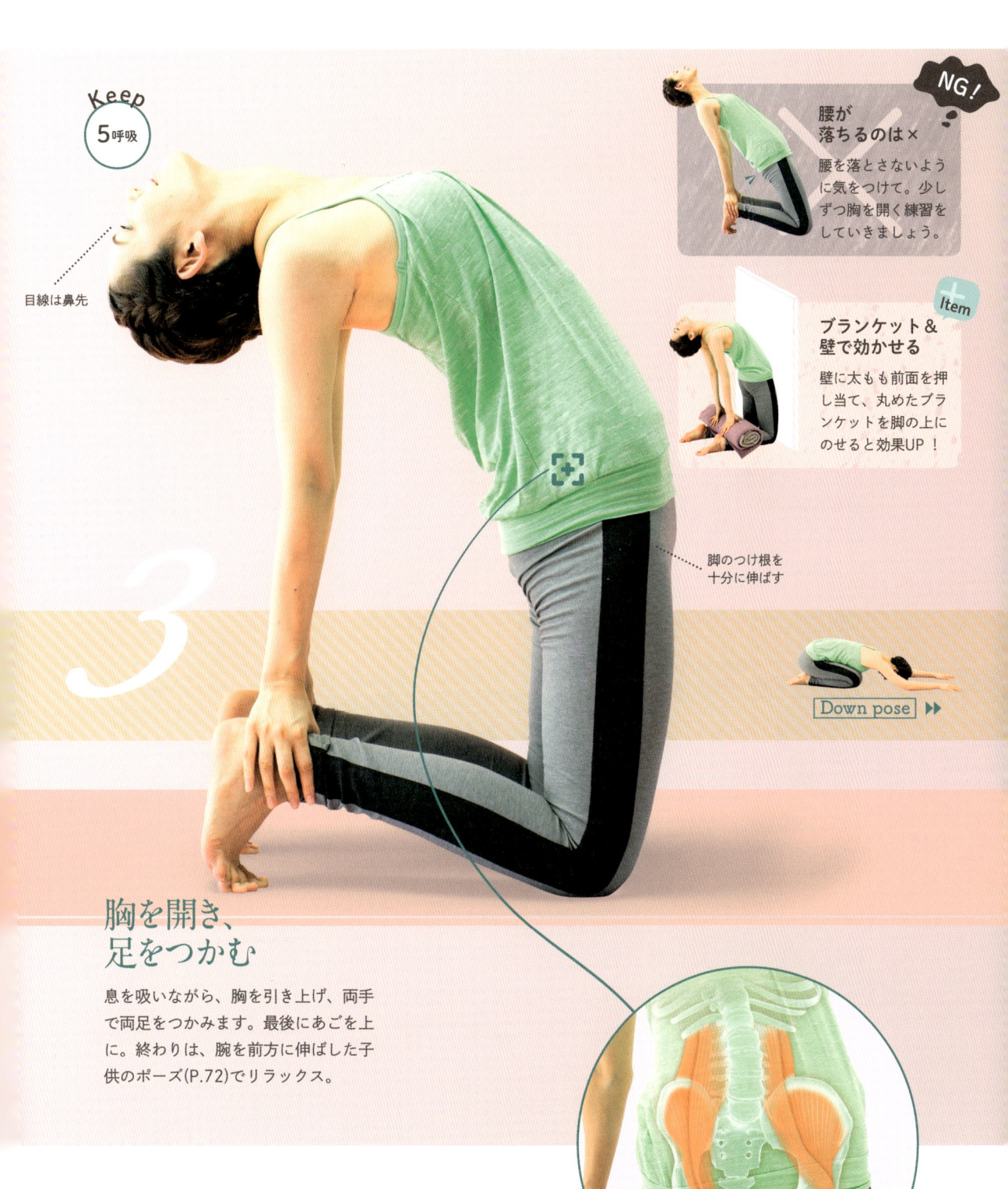

### 胸を開き、足をつかむ

息を吸いながら、胸を引き上げ、両手で両足をつかみます。最後にあごを上に。終わりは、腕を前方に伸ばした子供のポーズ(P.72)でリラックス。

**効きドコロFocus**
**腰の内部の筋肉に効く！**

骨盤まわりのインナーマッスルである、腸腰筋や腰方形筋が伸ばされます。腸腰筋が硬く収縮すると、骨盤が前傾し、姿勢の悪化、内臓下垂の原因に。長時間座ったあとなど、股関節まわりを伸ばしたいときに◎。

# 二の腕、肩まわりを引き締める

## 2-5 カラスのポーズ
### Bakasana

2本足で立ったカラスを模したポーズ。二の腕、肩まわりの筋力のほか、脚を折りたたむのに腹筋の力も必要です。みぞおちを引き入れ、余分な力を抜くのがコツ。

⚠ 手根管症候群、妊娠中の場合は行わないこと

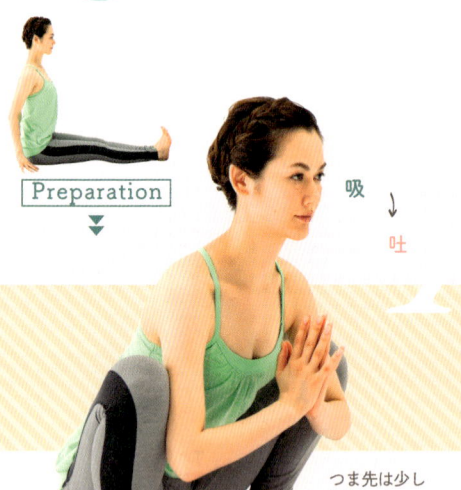

**Preparation**

吸 → 吐

**Easy** このまま脚を上げなくてもOK

おしりは下に引き下げる

つま先は少し外側に向ける

目線はやや斜め前方

吸

### 両ひざを大きく開いてしゃがむ

深いスクワット状態になり、両手を胸の前で合掌します。ひじをひざの内側に入れ、ひじとひざで押し合うように。花輪のポーズと呼ばれる準備姿勢。

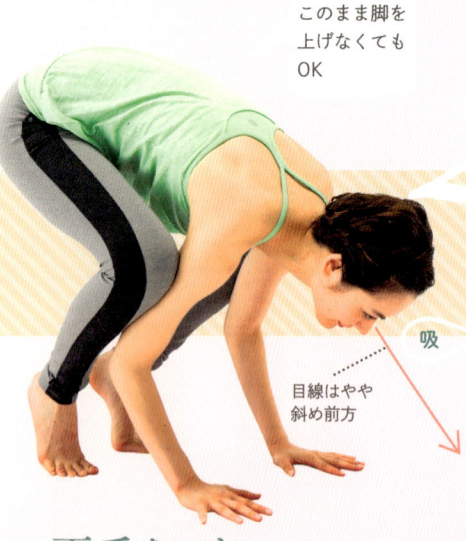

### 両手をつき、かかとを引き上げる

両手をつま先の前につき、つま先を平行にそろえてかかとを引き上げます。おしりを少しずつ真上に上げ、ひざをわきの下近くに引き寄せます。

program 2
腰まわりの緊張を解く
体幹ほぐし
プログラム

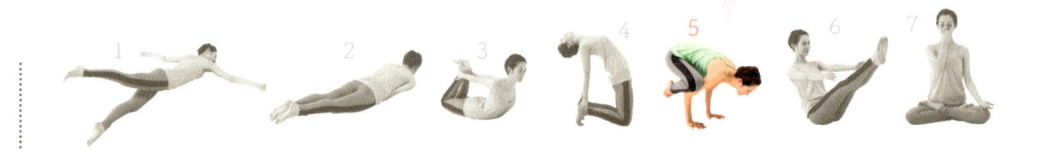

## 3

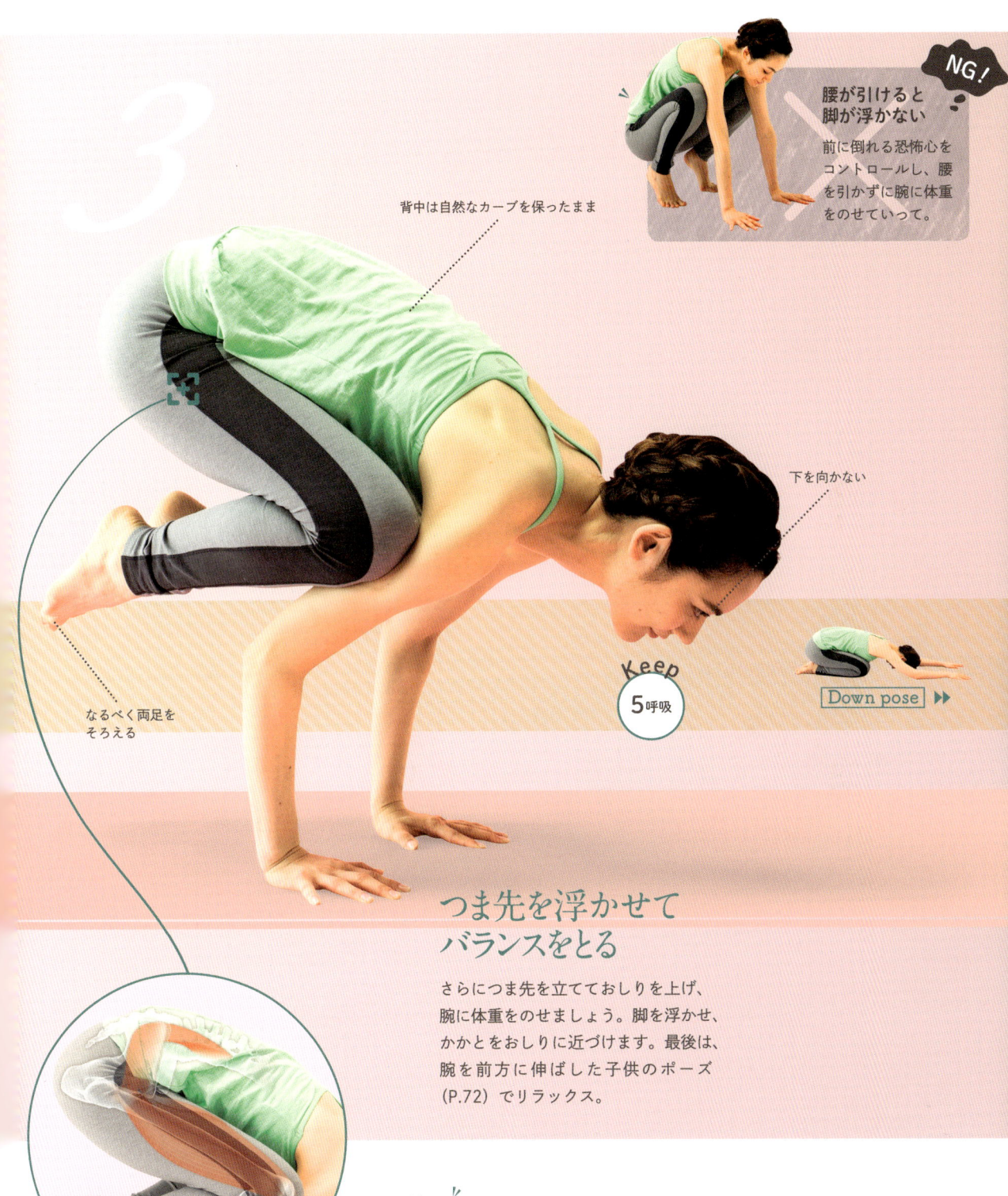

背中は自然なカーブを保ったまま

**NG!**
腰が引けると脚が浮かない

前に倒れる恐怖心をコントロールし、腰を引かずに腕に体重をのせていって。

下を向かない

なるべく両足をそろえる

**Keep** 5呼吸

**Down pose** ▶▶

### つま先を浮かせてバランスをとる

さらにつま先を立てておしりを上げ、腕に体重をのせましょう。脚を浮かせ、かかとをおしりに近づけます。最後は、腕を前方に伸ばした子供のポーズ（P.72）でリラックス。

**効きドコロ Focus**
**股関節を屈曲させる筋肉**

脚を折り曲げてひざをわきの下に引き上げるとき、腸腰筋、大腿四頭筋、縫工筋などの股関節の屈曲筋が作用します。二の腕や肩まわりの引き締めとともに、これらの下半身の筋肉にも効く強度の高いポーズです。

# お腹が引き締まる

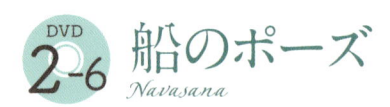

## DVD 2-6 船のポーズ
*Navasana*

横から見て、Vの字になるように姿勢をキープするポーズ。バランスを保つために、下腹部の引き締めが必要となります。腰を丸めず行うのがポイントです。

⚠ 月経中、妊娠中の人は行わないこと

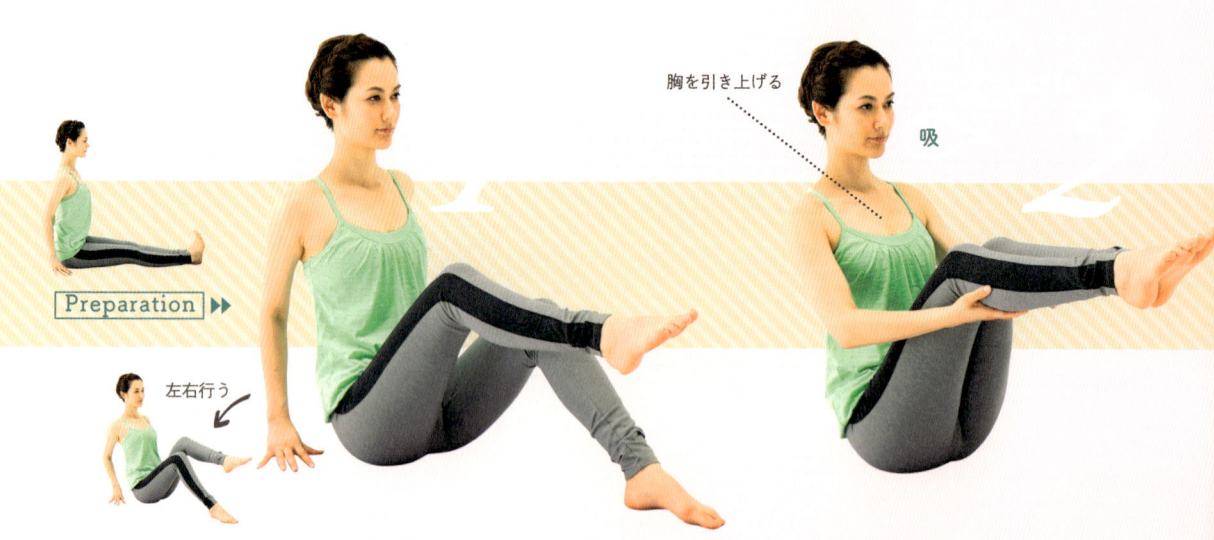

**Preparation** 左右行う

### 1 ひざを立てて座り、片脚ずつ上げる

両ひざを曲げて座り、両手をおしりの横につく。体を後ろに少し傾け、下腹部を引き締めます。片脚ずつ交互に上げ、ポーズの準備をしましょう。

### 2 床と平行になるまで両脚を上げる

胸を引き上げる　吸

息を吸いながら、ふくらはぎをつかみ、床と平行になるまで両脚を上げます。両坐骨でバランスをとり、後ろに倒れないように。目線は前方に向けて。

program 2
腰まわりの緊張を解く
体幹ほぐし
プログラム

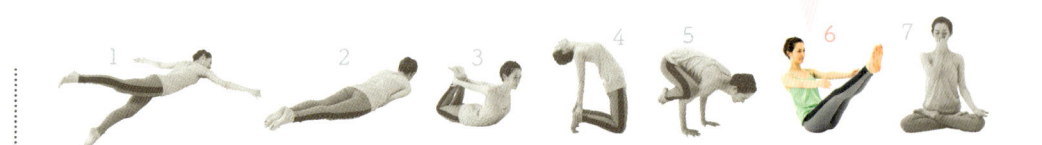

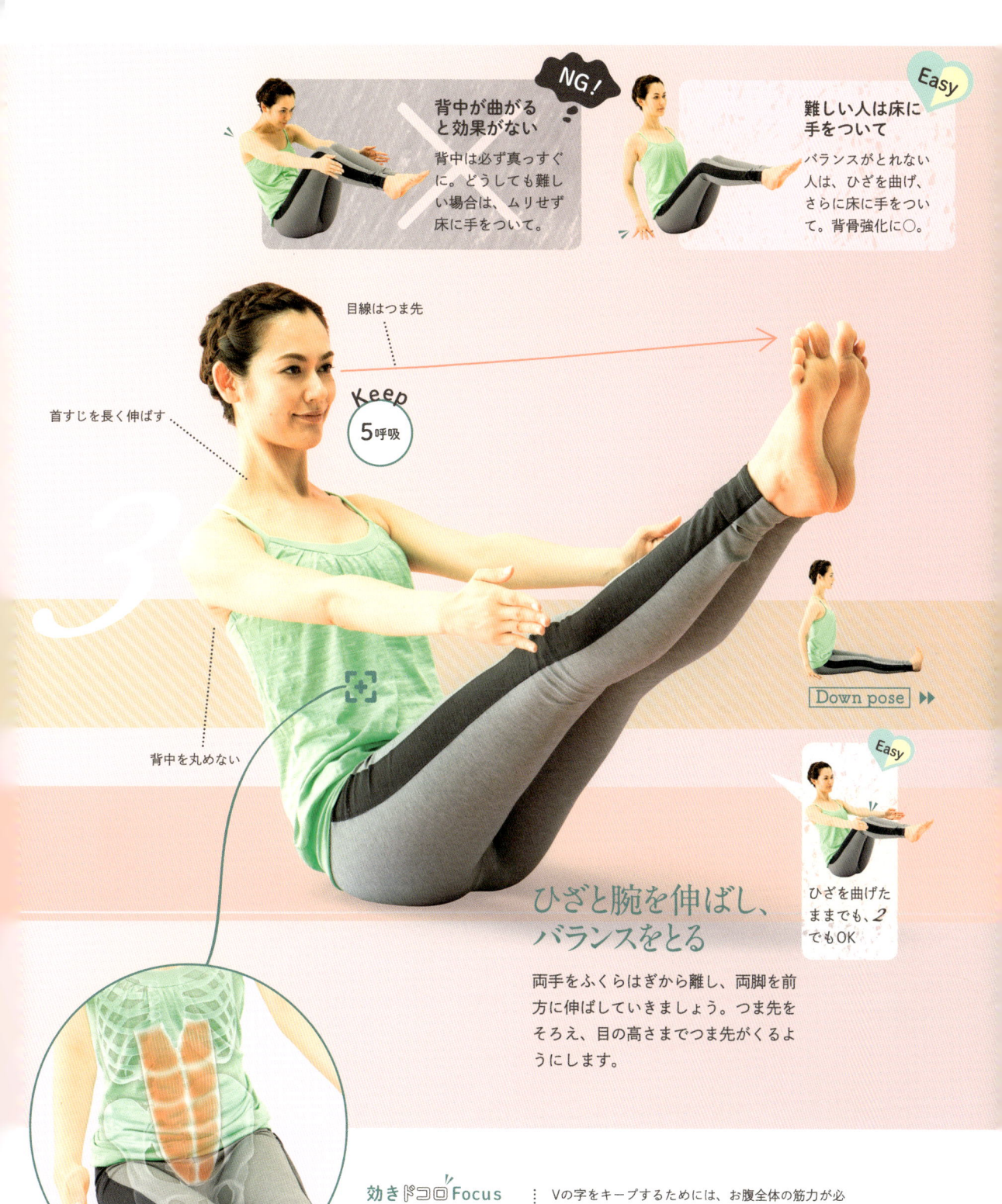

## NG!
### 背中が曲がると効果がない
背中は必ず真っすぐに。どうしても難しい場合は、ムリせず床に手をついて。

## Easy
### 難しい人は床に手をついて
バランスがとれない人は、ひざを曲げ、さらに床に手をついて。背骨強化に◎。

目線はつま先

首すじを長く伸ばす

**Keep** 5呼吸

背中を丸めない

Down pose ▶▶

## Easy
ひざを曲げたままでも、2でもOK

## ひざと腕を伸ばし、バランスをとる

両手をふくらはぎから離し、両脚を前方に伸ばしていきましょう。つま先をそろえ、目の高さまでつま先がくるようにします。

### 効きドコロ Focus
**腹直筋のトレーニングに！**

Vの字をキープするためには、お腹全体の筋力が必要です。ポーズ中にプルプルと刺激を感じるのは、お腹の前面を覆う腹直筋。鍛えることでお腹がスッキリと引き締まり、内臓の活動がイキイキとします。

*Pranayama*

program 2　腰まわりの緊張を解く
体幹ほぐし
プログラム

# 頭を
# クリアにする

## DVD 2-7　ウジャーイ呼吸
*Ujjayi Pranayama*

頭を鎮静化させ、ストレスを抑える調気法。のどを引き締め、摩擦音を出しながら、両鼻で吸い→左鼻で吐くを繰り返します。

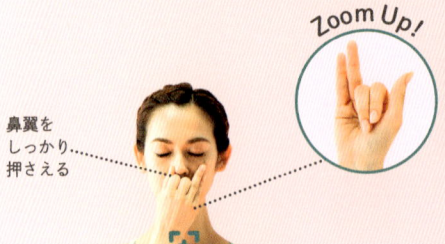

Zoom Up!
中指と人差し指を折り曲げて。必ず右手で鼻を押さえます。

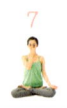

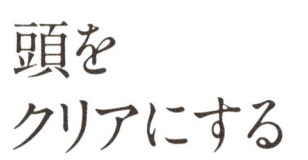

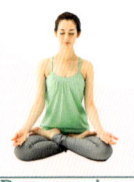

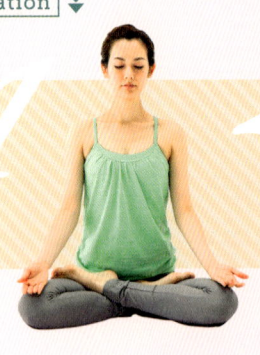

Preparation ▼

鼻翼をしっかり押さえる

わきを締めるとラクに

効きドコロ Focus
### 声門〜胸骨をコントロール
声門を締め、胸骨が持ち上がるのを意識して呼吸。肺いっぱいに空気が満たされます。

吸 : 吐 = 1 : 2

のどを引き締め、両鼻から4カウントで息を吸います。右手親指で右の鼻を押さえ、左から8カウントで息を吐きます。

指を当てないで
**両鼻から**
吸 4 カウント

→

親指で右鼻を押さえて
**左鼻から**
吐 8 カウント

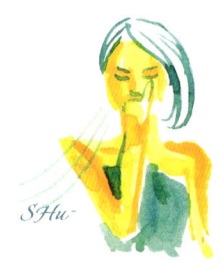

× 7 ラウンド

---

*Petit Column*
### 誰にでもチャレンジできる調気法

　ウジャーイ呼吸は、いつ、誰がやってもよい、もっとも安全な調気法（P.20）です。休んでいるときも、動いているときも、時間があるときに行ってOK！　集中力を高め、頭をクリアにリフレッシュさせるほか、鼻づまりやのどの違和感、首から上の不調について特に効果を発揮します。

　声門を狭く締めたことによる「シュー」という摩擦音が出るのが特徴ですが、あまり音を出すことばかりに気をとられないようにしましょう。鼻で摩擦音を出すのは間違ったやり方です。一定のリズムを保つように注意しながら正しく行って、深い弛緩と、心身の鎮静化作用を味わいましょう。

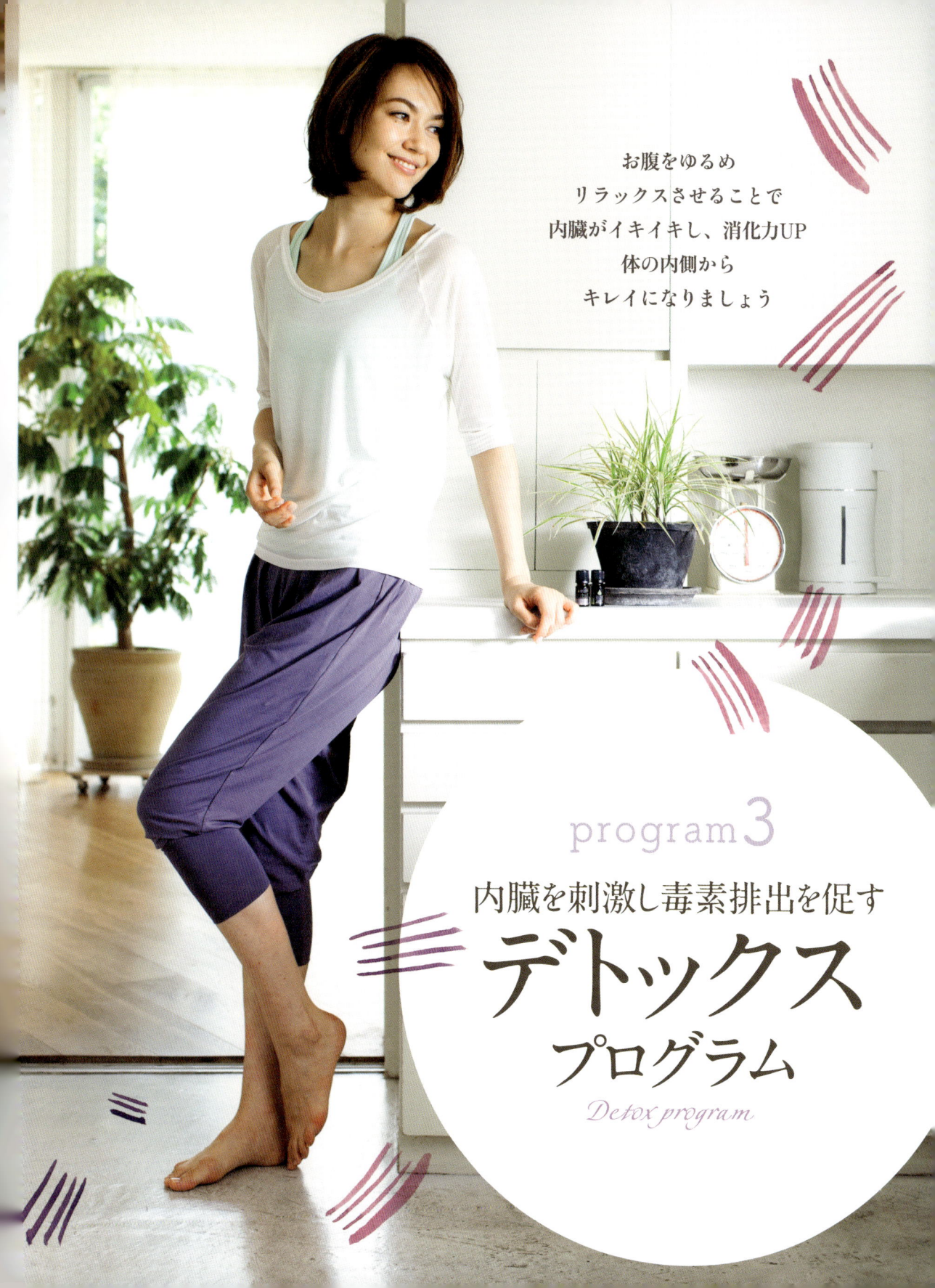

お腹をゆるめ
リラックスさせることで
内臓がイキイキし、消化力UP
体の内側から
キレイになりましょう

program 3

内臓を刺激し毒素排出を促す

# デトックスプログラム

*Detox program*

# program 3 22'37"
## 内臓を刺激し毒素排出を促す
# デトックスプログラム
*Detox program*

start

体を目覚めさせる
背骨の上下運動

1 猫のポーズ

## 内臓を健康に保ち体の中からデトックス

お腹に刺激を与えたり、ゆるめたりすることで、内臓がイキイキと活性化するプログラムです。食べすぎ、飲みすぎで胃腸が疲れているとき、発汗や排泄が滞りがちで体がだるく重たいときなどに行ってみましょう。体内の毒素を外へ排出するはたらきが促されます。食欲不振やアレルギー反応の緩和にも効果あり。

Active

8 アグニサーラ

※プログラムの最後には、くつろぎのポーズ（P.26）を5分以上行い、静かに呼吸を整えましょう。プログラムの効果が高まります。

腸を
活性化する

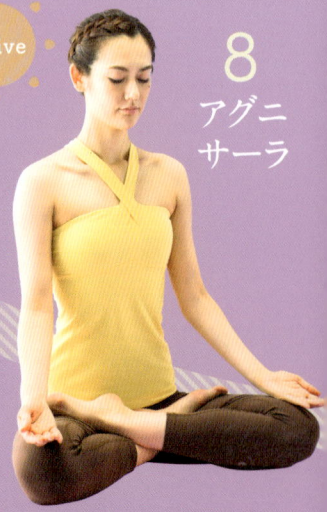

| | Main | プログラムの<br>ピークとなるポーズ |
|---|---|---|
| | Cool<br>Down | 心身をクールダウンさせる<br>鎮静のポーズ |
| | Active | 体や頭をエネルギーで<br>満たす活性化のポーズ |

**1・2**
Main 前の準備

**2 子供のポーズ**
休んで呼吸を整える

\ お腹リラックス /

Main
**3 背中を伸ばすポーズ**
背中を伸ばし
お腹をリラックス

Main
**4 半分の魚の王のポーズ**
ツイストし内臓を活性化
お腹を刺激

**5 金剛座**
一度呼吸を整える

Main
**6 仰向けの金剛座**
リラックス。食後もOK！
消化力UP！

Cool Down
**7 ヨーガムドラー**
内臓を落ち着かせる

# 背中とお腹をマッサージ

## 猫のポーズ
### DVD 3-1
*Bidalasana*

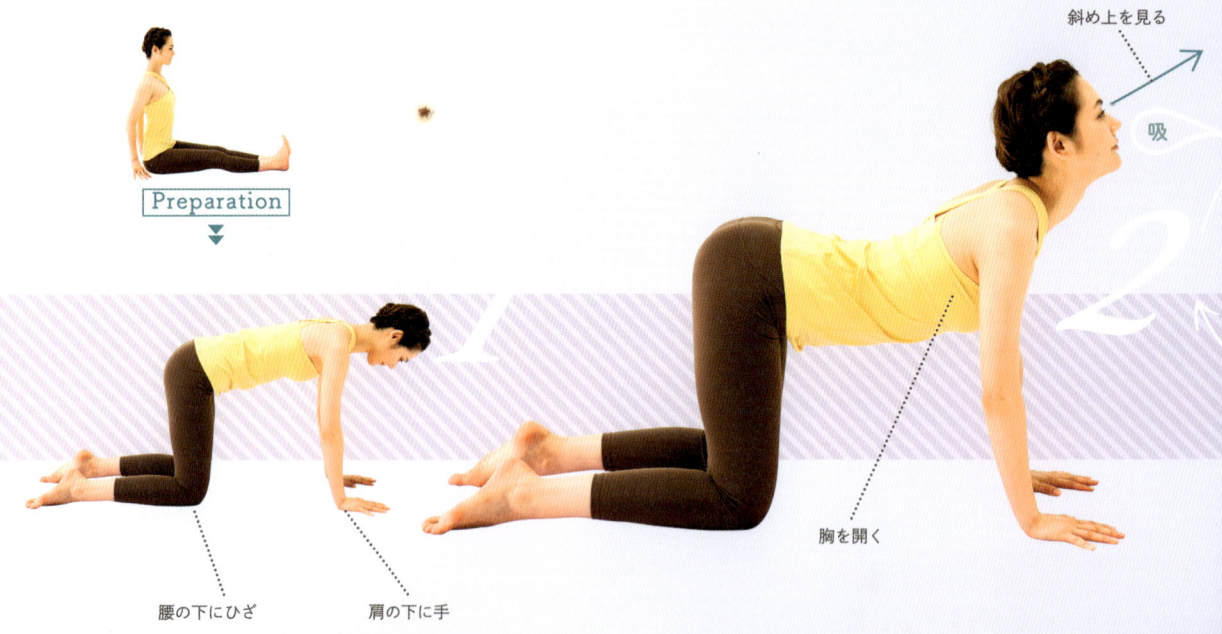

猫のように、背を丸めたり反らせたりを繰り返すポーズです。吸って反らす、吐いて丸める、という呼吸と動きの連動を意識して。ウォーミングアップにも最適です。

Preparation

斜め上を見る
吸
胸を開く
腰の下にひざ
肩の下に手

### 四つん這いになる

杖のポーズ(P.27)から、脚をすねでクロスして手をひざの前につき、四つん這いになります。手は肩幅、脚は腰幅に開きます。

### 息を吸いながら背中を反らす

息を吸いながら、背中を反らせます。胸と目線は斜め上に。気持ちよく胸を開いていきましょう。

program 3
内臓を刺激し
毒素排出を促す
デトックスプログラム

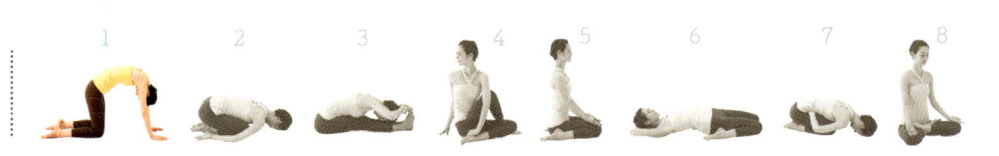

Zoom Up!

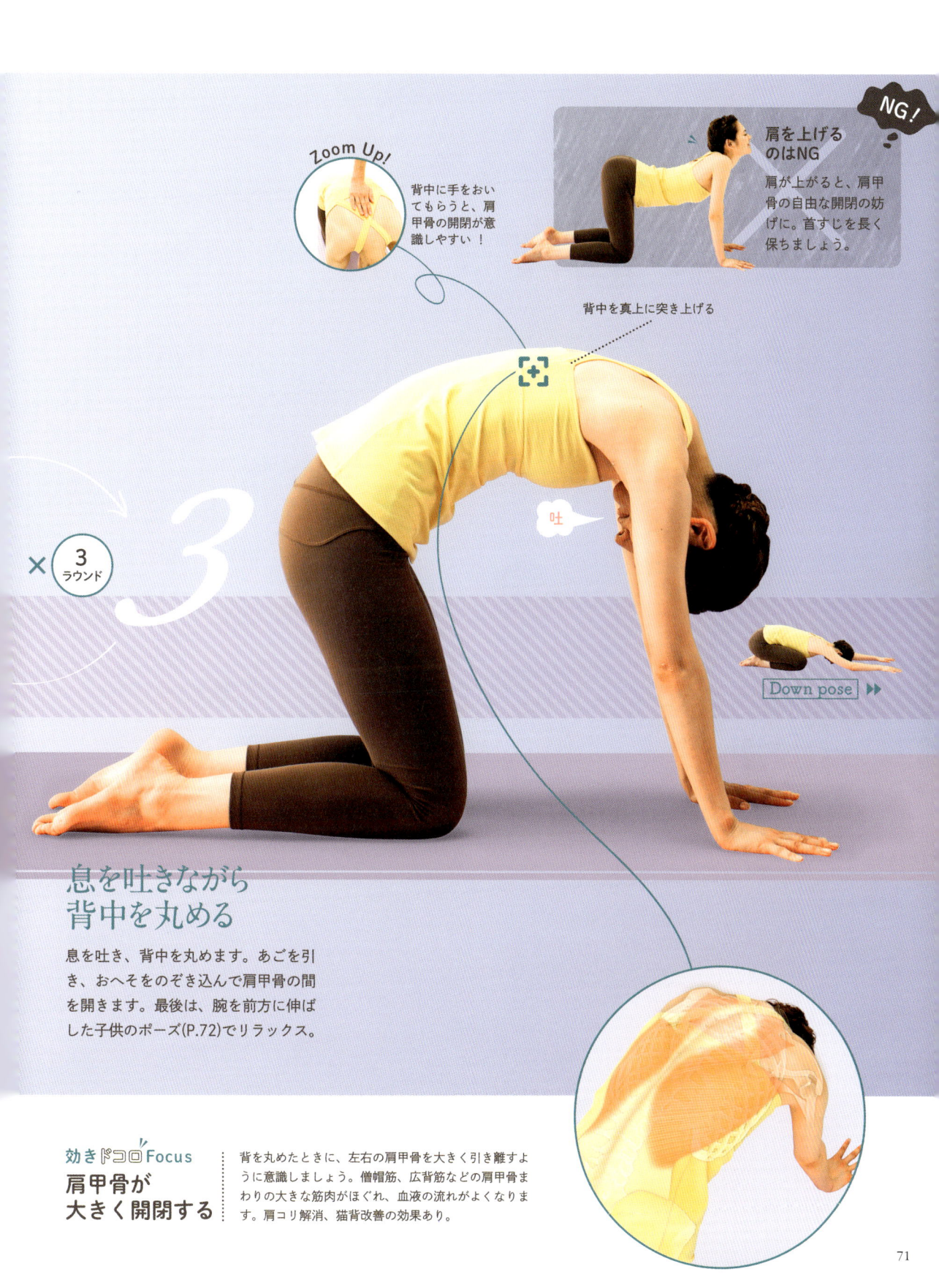

背中に手をおいてもらうと、肩甲骨の開閉が意識しやすい！

**NG!**
**肩を上げるのはNG**
肩が上がると、肩甲骨の自由な開閉の妨げに。首すじを長く保ちましょう。

背中を真上に突き上げる

吐

× 3ラウンド

**3**

Down pose ▶▶

## 息を吐きながら背中を丸める

息を吐き、背中を丸めます。あごを引き、おへそをのぞき込んで肩甲骨の間を開きます。最後は、腕を前方に伸ばした子供のポーズ(P.72)でリラックス。

**効きドコロ Focus**
**肩甲骨が大きく開閉する**

背を丸めたときに、左右の肩甲骨を大きく引き離すように意識しましょう。僧帽筋、広背筋などの肩甲骨まわりの大きな筋肉がほぐれ、血液の流れがよくなります。肩コリ解消、猫背改善の効果あり。

71

# 頭と体の疲労を回復

## DVD 3-2 子供のポーズ
*Balasana*

心が安らぐ、リラックスのポーズです。後屈のポーズのあとなど、背面を伸ばして休息するときにも行います。上半身を脱力し、重力に身を任せてリラックスしましょう。

⚠ 下痢、ひざが痛い、妊娠中の場合は行わないこと

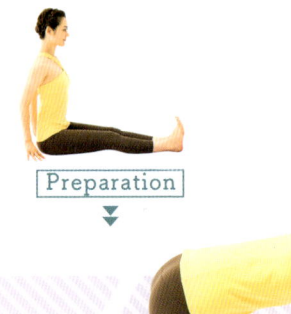

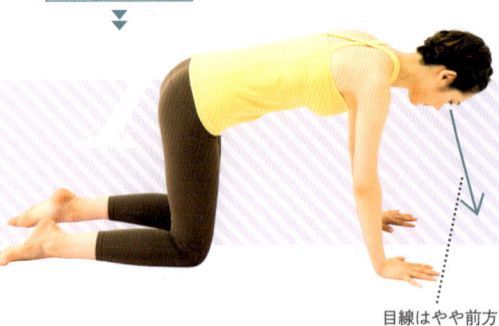

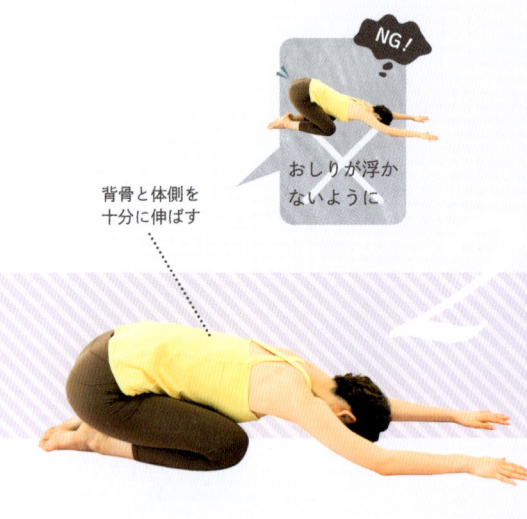

Preparation

目線はやや前方

背骨と体側を十分に伸ばす

NG! おしりが浮かないように

吐

### 四つん這いになる

杖のポーズ(P.27)から、脚をすねでクロスして手をひざの前につき、四つん這いになります。手は肩幅、脚は腰幅に開きます。

### おしりをかかとの上にのせる

足の親指をそろえます。息を吐きながら、おしりをかかとの上にのせて上半身を伸ばしていきます。

※後屈系のポーズの後は、この状態でリラックスしてもOK。肩の力を抜きたい場合は、3がおすすめ。

program 3
内臓を刺激し
毒素排出を促す
デトックスプログラム

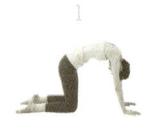

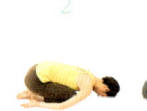

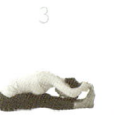

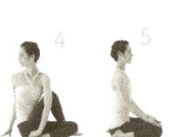

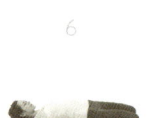

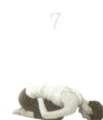

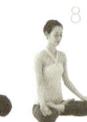

1　2　3　4　5　6　7　8

## Easy

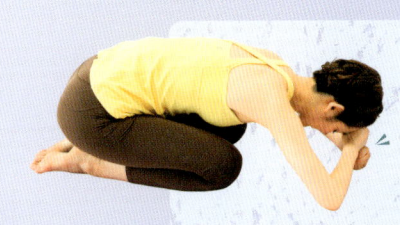

### げんこつ2個に頭をのせる

手を軽く握って重ね、頭をのせます。頭部の血流が落ち着き、穏やかな気分に。

## 3 手を体側に下ろしリラックスする

腕を体側に下ろし、手のひらを真上に向けます。額を床に軽くつけ、体重はおしりの方にのせましょう。上半身を脱力していきます。

肩甲骨の間を広げて、肩の力を抜く

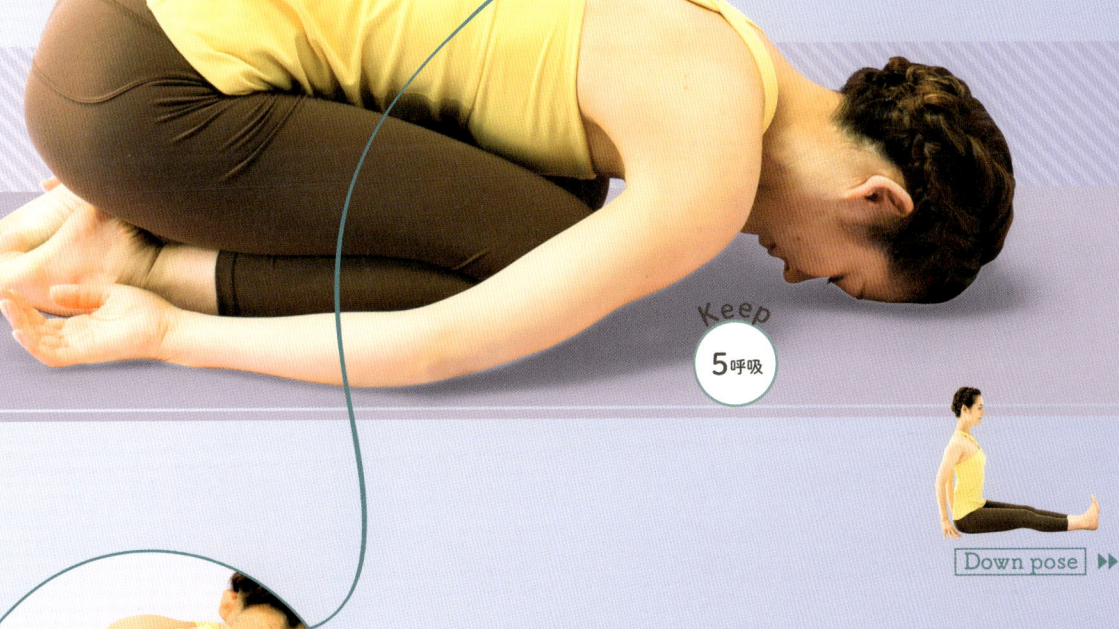

Keep 5呼吸

Down pose ▶▶

### 効きドコロ Focus
**胸郭が開き、肺に空気が入る**

子供のポーズでリラックスしながら深い呼吸を行うと、空気の出し入れにより背中が上下するのがわかります。胸郭が開き、肺の背面まで吸った空気が行き届くのをイメージして、呼吸を観察しましょう。

# 消化力を高める

## 背中を伸ばすポーズ
DVD 3-3
*Paschimottanasana*

体を2つに折り曲げて、背中をストレッチするポーズ。脊椎がほぐれることで、自律神経系によい影響をもたらす一方、腹部の深層部にも適度な刺激が与えられます。

⚠ 習慣性便秘、胃潰瘍の人は行わないこと

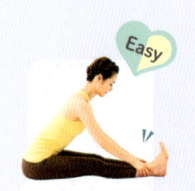

Easy
つかめるところでもOK

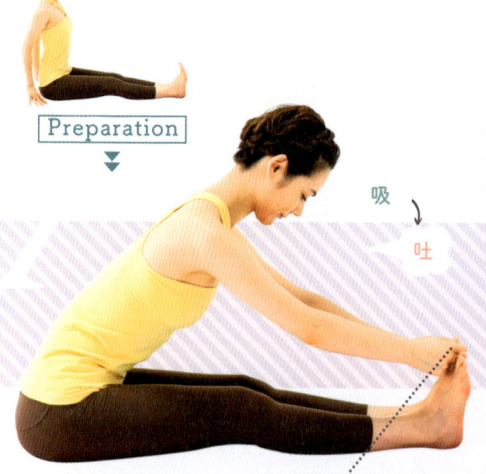

Preparation

吸 / 吐

人差し指のみを引っかける

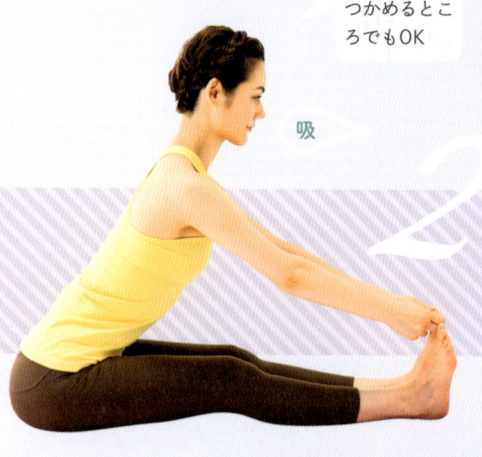

### 1 足の親指に手の人差し指をかける

両ひざを伸ばし、ももの裏で床を押します。息を吸って、吐きながら、股関節から体を前に倒し、両手の人差し指を足の親指にかけます。

### 2 胸を開いて背すじを伸ばす

息を吸って胸を開き、一度頭を引き上げて背すじを伸ばします。肩を後ろに引きましょう。

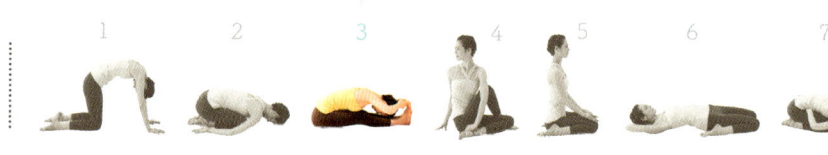

program 3
内臓を刺激し
毒素排出を促す
デトックスプログラム

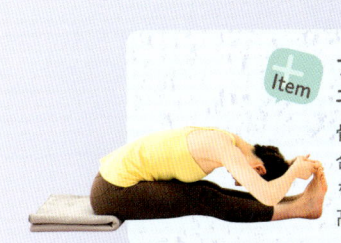

| Item ブランケットで土台安定 | NG! ひざを曲げると伸びない |
|---|---|
| 骨盤が後ろに傾く場合は、ブランケットをしいて腰の位置を高くします。 | ひざを曲げてしまうと腰が丸まり、背中が伸びません。ブランケットを使って。 |

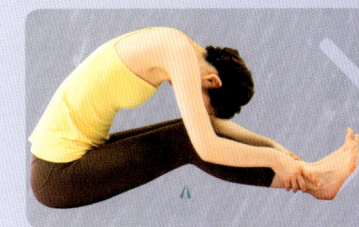

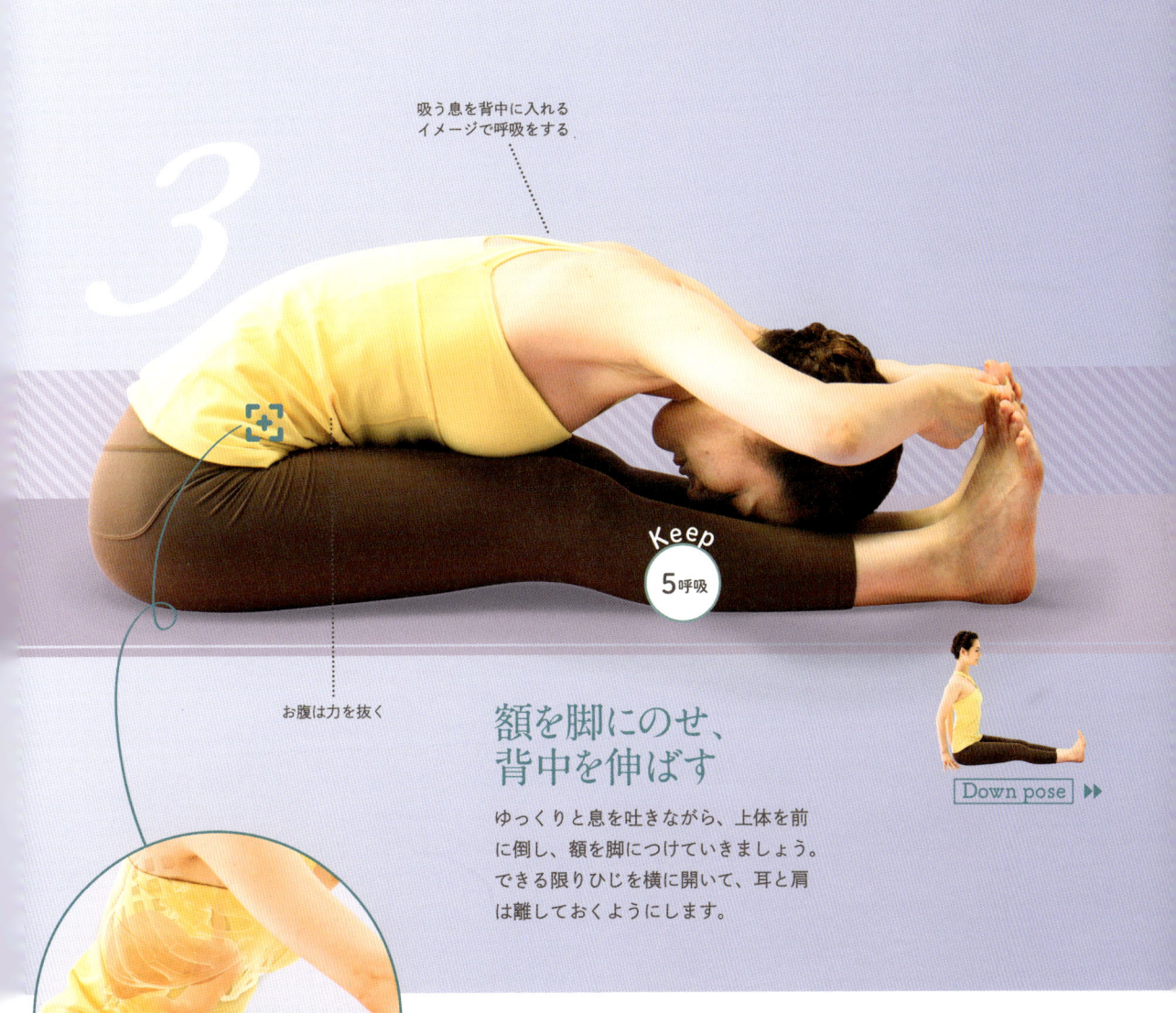

## 3

吸う息を背中に入れるイメージで呼吸をする

Keep 5呼吸

お腹は力を抜く

### 額を脚にのせ、背中を伸ばす

ゆっくりと息を吐きながら、上体を前に倒し、額を脚につけていきましょう。できる限りひじを横に開いて、耳と肩は離しておくようにします。

Down pose ▶▶

**効きドコロ Focus**
**内臓をマッサージ**

下腹部を引き入れるため、胃、肝臓、膀胱などの臓器がほどよくマッサージされます。臓器のコリが蓄積してはたらきが停滞すると、血の巡りの悪化と呼吸の滞りの原因に！ コリをほぐしましょう。

# 自然な排泄を促す

## 半分の魚の王のポーズ
DVD 3-4
*Ardha Matsyendrasana*

左右のアンバランスを改善し、背骨や内臓の位置を正すポーズ。腰痛、背中の痛みに効果的。また、ねじりによって腸が刺激され快便に。生理痛緩和の効果もあります。

⚠ 背骨が非常に硬い人、妊娠中の人は行わないこと

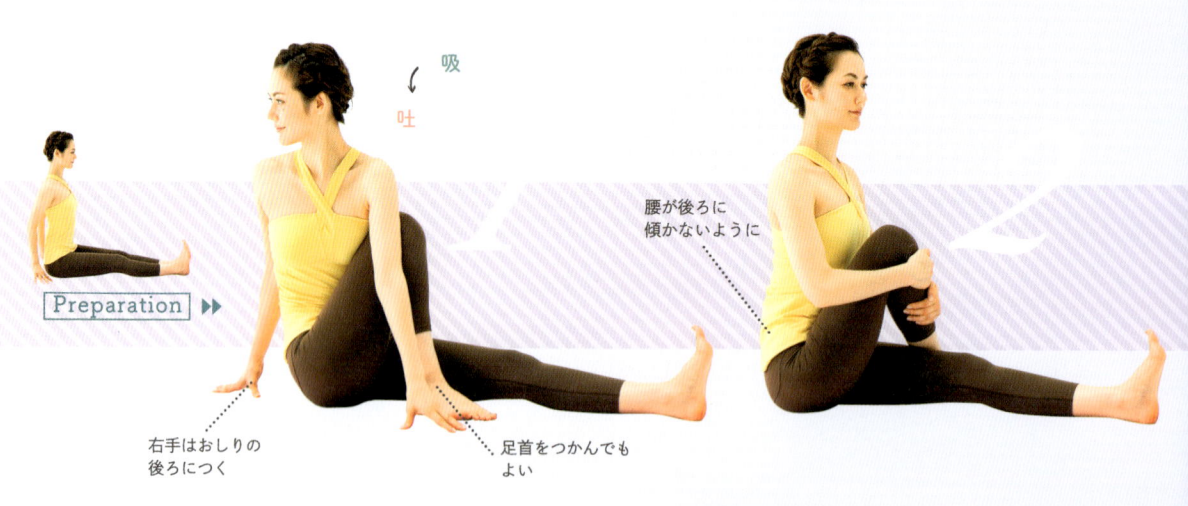

**Preparation**

吸 / 吐

右手はおしりの後ろにつく
足首をつかんでもよい
腰が後ろに傾かないように

### ねじりのポーズで準備をする

右ひざを立て、両手で胸に引き寄せます。左腕を右ひざの外側に当て、右足の横に左手をつきます。息を吸って背すじを伸ばし、吐いて右にツイスト。

### 脚をクロスしひざを引き寄せる

両手でひざを引き寄せ、立てている右ひざを、伸ばしている左脚にクロスします。背すじを伸ばしましょう。

program 3
内臓を刺激し
毒素排出を促す
デトックスプログラム

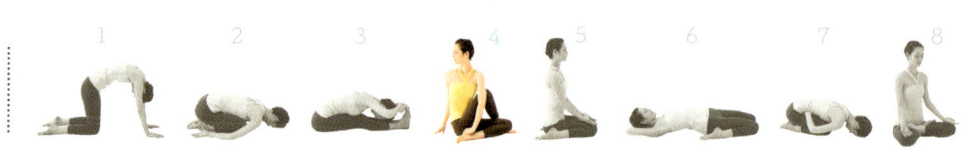

1 2 3 4 5 6 7 8

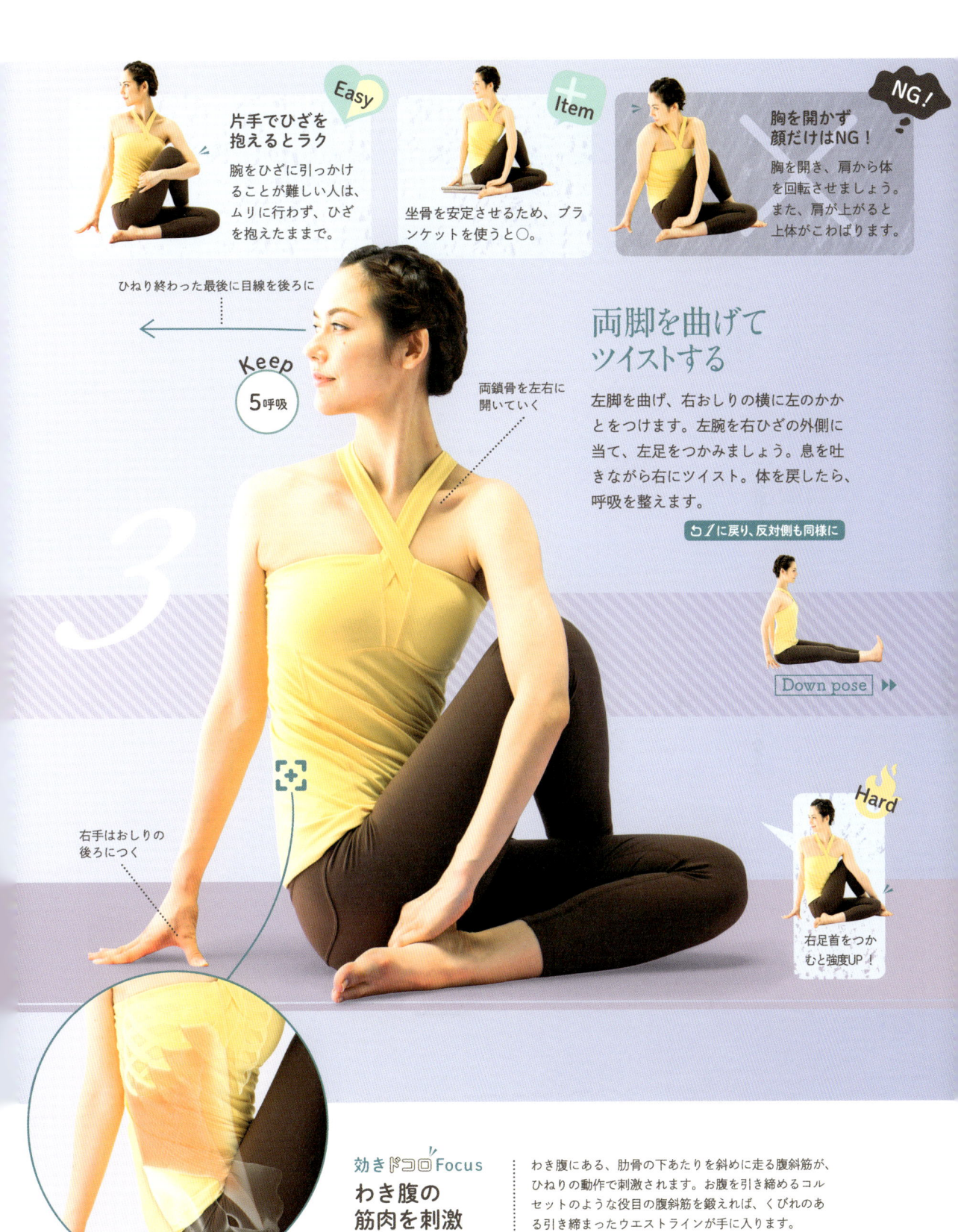

### Easy
**片手でひざを抱えるとラク**
腕をひざに引っかけることが難しい人は、ムリに行わず、ひざを抱えたままで。

### Item
坐骨を安定させるため、ブランケットを使うと◯。

### NG!
**胸を開かず顔だけはNG！**
胸を開き、肩から体を回転させましょう。また、肩が上がると上体がこわばります。

---

ひねり終わった最後に目線を後ろに

Keep
5呼吸

両鎖骨を左右に開いていく

## 両脚を曲げてツイストする

左脚を曲げ、右おしりの横に左のかかとをつけます。左腕を右ひざの外側に当て、左足をつかみましょう。息を吐きながら右にツイスト。体を戻したら、呼吸を整えます。

↩ 1 に戻り、反対側も同様に

Down pose ▶▶

### Hard
右足首をつかむと強度UP！

右手はおしりの後ろにつく

3

### 効きドコロ Focus
**わき腹の筋肉を刺激**

わき腹にある、肋骨の下あたりを斜めに走る腹斜筋が、ひねりの動作で刺激されます。お腹を引き締めるコルセットのような役目の腹斜筋を鍛えれば、くびれのある引き締まったウエストラインが手に入ります。

# 内臓を休ませる

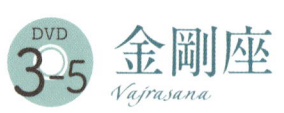

## DVD 3-5 金剛座 *Vajrasana*

脚を折りたたみ、両かかとの間におしりを下ろした座法です。消化を司る気の通り道が刺激され、消化システムが健全に。消化不良やお腹の張りを改善します。

⚠ ひざ、足首に故障がある人は行わないこと

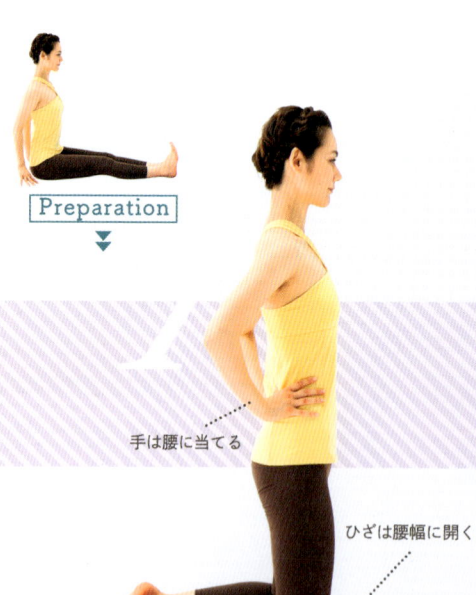

**Preparation**

## 1 ひざ立ちで腰に手を当てる

手は腰に当てる
ひざは腰幅に開く

杖のポーズ(P.27)から、脚をすねでクロスして手をひざの前につき、ひざ立ちになりましょう。脚は平行に開きます。

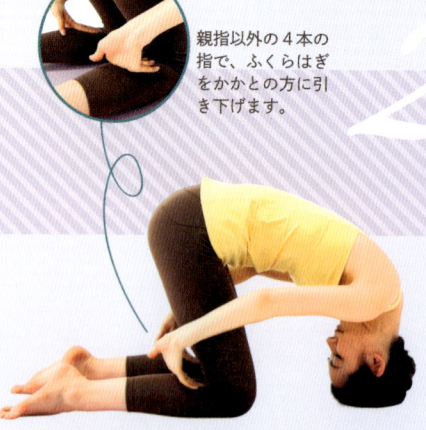

## 2 頭頂を床につけ、指をひざ裏に入れる

**Zoom Up!** 親指以外の4本の指で、ふくらはぎをかかとの方に引き下げます。

ゆっくり頭頂を床につけます。親指を除く4本の指をひざの裏に差し込みます。ふくらはぎをかかとの方に引き下げ、ひざ裏にスペースをつくります。

---

program 3
内臓を刺激し毒素排出を促す
デトックスプログラム

1　2　3　4　5　6　7　8

## 3

**Keep 10呼吸**

### 両かかとの間に おしりを下ろす

そのままおしりを下げて座ります。おしりは両かかとの間に下ろしましょう。背すじを伸ばし、手はひざの上で手のひらを上に。呼吸を整えます。

背すじは真っすぐに

ひざが開きすぎないように注意

小指をよく開く

**Down pose ▶▶**

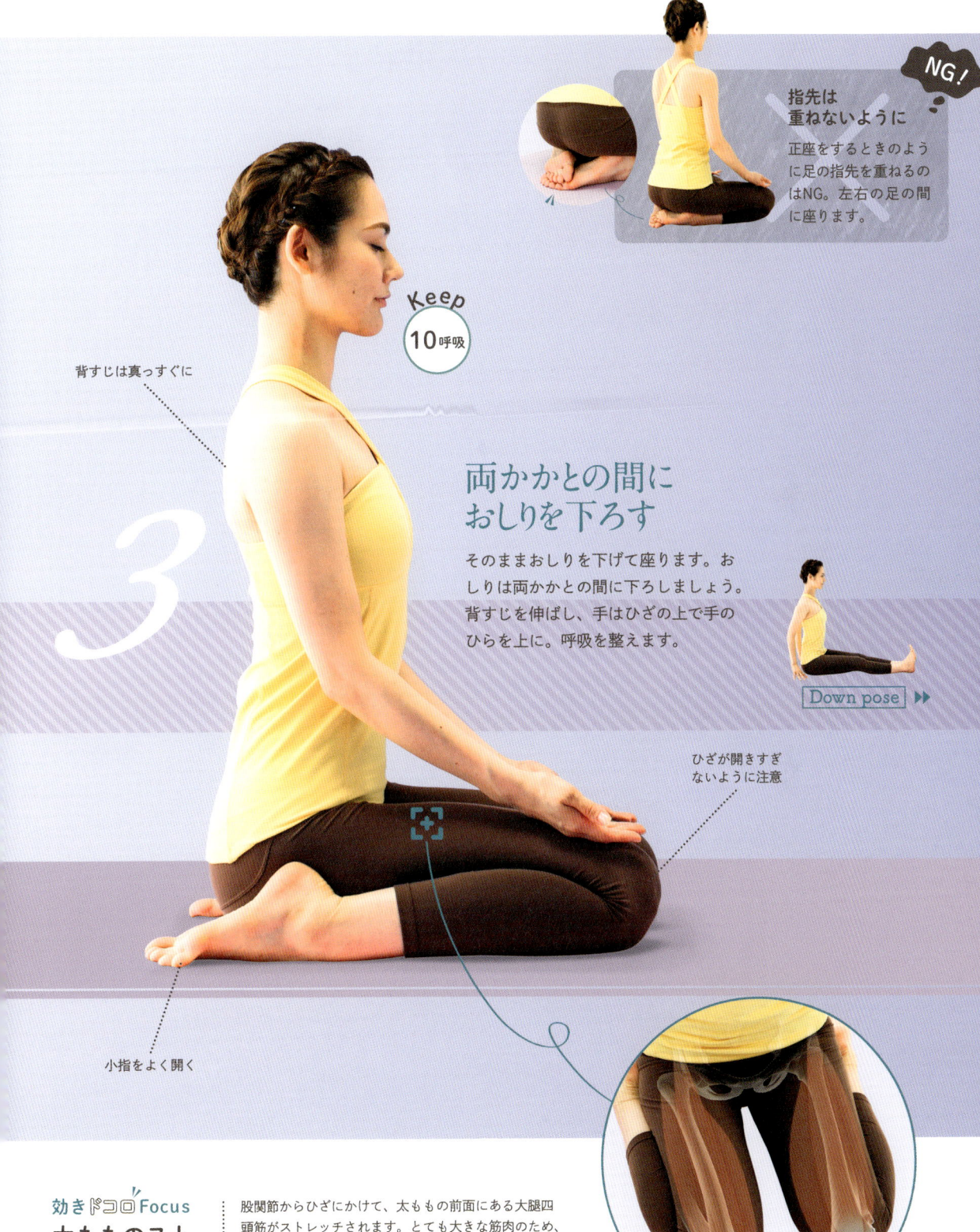

**NG!**
指先は重ねないように
正座をするときのように足の指先を重ねるのはNG。左右の足の間に座ります。

### 効きドコロ Focus
**太もものストレッチ効果!**

股関節からひざにかけて、太ももの前面にある大腿四頭筋がストレッチされます。とても大きな筋肉のため、日常生活でも疲労の溜まりやすい部位。腰や背中にその疲労が移る前に、張りを取り除きましょう。

# 股関節、お腹のストレッチ

## DVD 3-6 仰向けの金剛座
*Supta Vajrasana*

金剛座から上体を後ろに倒したポーズです。とてもリラックスした、穏やかな気持ちになれるでしょう。消化システムにはたらきかけるため、食後にもOKです。

⚠ 腰、ひざ、足首に故障がある人は行わないこと

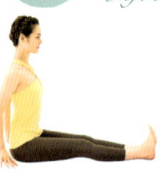

Preparation

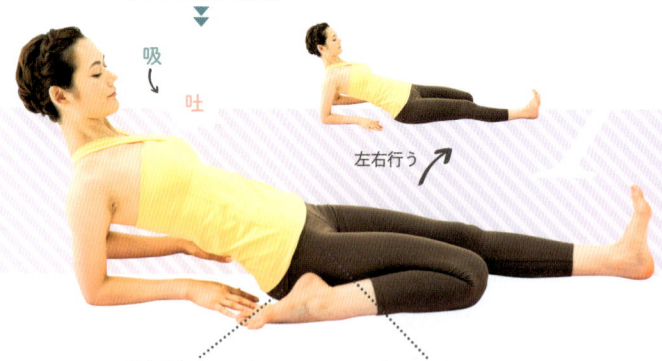

吸 / 吐

左右行う

両坐骨を床につける
脚のつけ根の伸びを感じる

吸 / 吐
お腹は力を抜く

### 半分の仰向けの金剛座で準備をする

右脚を後ろに折り曲げ、つま先は真後ろに。両手を後ろにつき、胸を引き上げ、ひじを床に下ろしていきます。左脚も同様に行います。

### 金剛座から上体を後ろに倒す

杖のポーズ（P.27）から、ゆっくりと金剛座（P.78）になりましょう。手を後ろについて胸を開きます。ゆっくりとひじを床につけていきます。

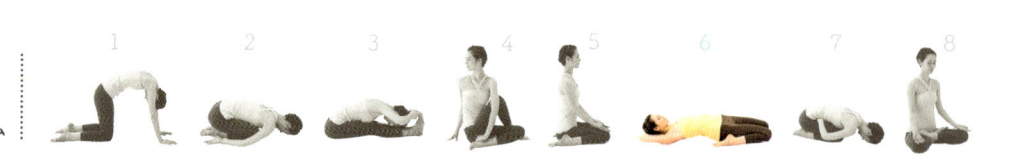

program 3
内臓を刺激し毒素排出を促す
デトックスプログラム

1　2　3　4　5　6　7　8

**Item +**

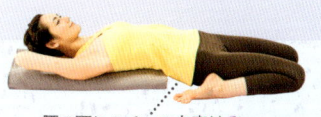

**ブランケットを背中に**
腰の下にスペースを空ける

背中から頭にかけてブランケットをしくと、グンとラクに。リラックス効果がUP。

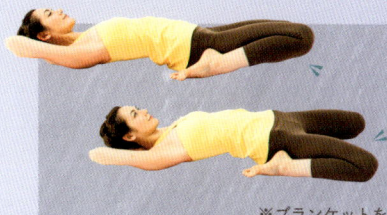

**NG！**

**ひざが浮く、開くはNG**

上体を倒していく段階で、ひざが浮いたり、開いたりしたら倒すのをやめます。

※ブランケットを使うか、2までを行いましょう。

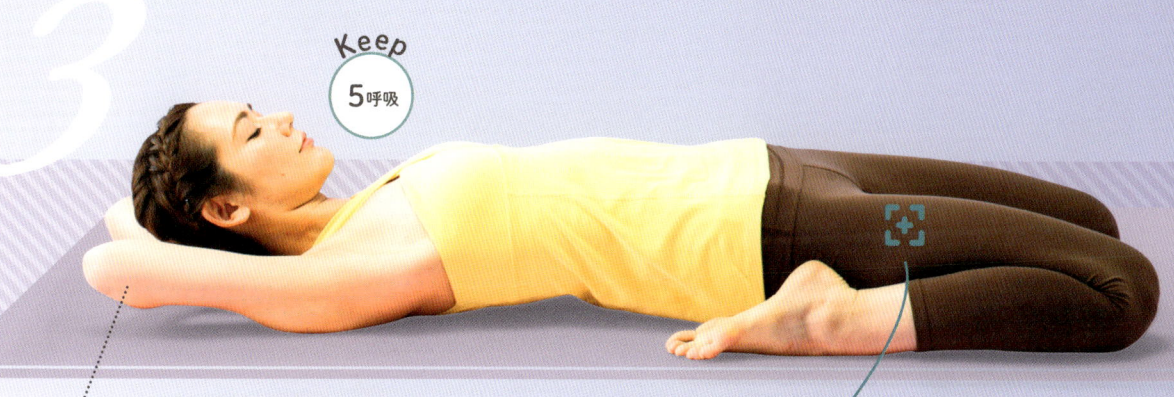

## 3

**Keep 5呼吸**

腕の上下は組みやすい方でOK

### 上体を倒し、頭上で腕を組む

そのまま上体を床に倒し、両手を上げ、腕と反対側の肩甲骨をタッチし、腕を組みます。両腕のまくらの上に後頭部をのせ、リラックスしていきます。

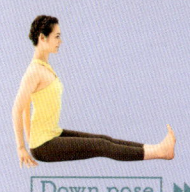

**Down pose ▶▶**

**効きドコロFocus**
**足首〜ももまで伸びる！**

足首からひざ、太ももまでがしっかり伸びます。強度の高いストレッチなので、足首やひざに故障がある場合にはムリをしないこと。骨盤位置の正常化、O脚の改善、脚のむくみ解消の効果があります。

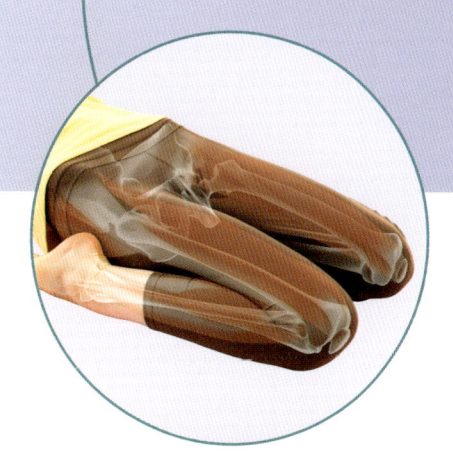

# 内臓の位置を
# 正常に整える

### DVD 3-7 ヨーガムドラー
*Yoga Mudra*

げんこつをお腹に当てて前屈するのがヨーガムドラー。前かがみになることで、みぞおちが刺激され、内臓の位置が正常に整います。リラックスして行いましょう。

⚠ 高血圧症、慢性的な頭痛の場合は行わないこと

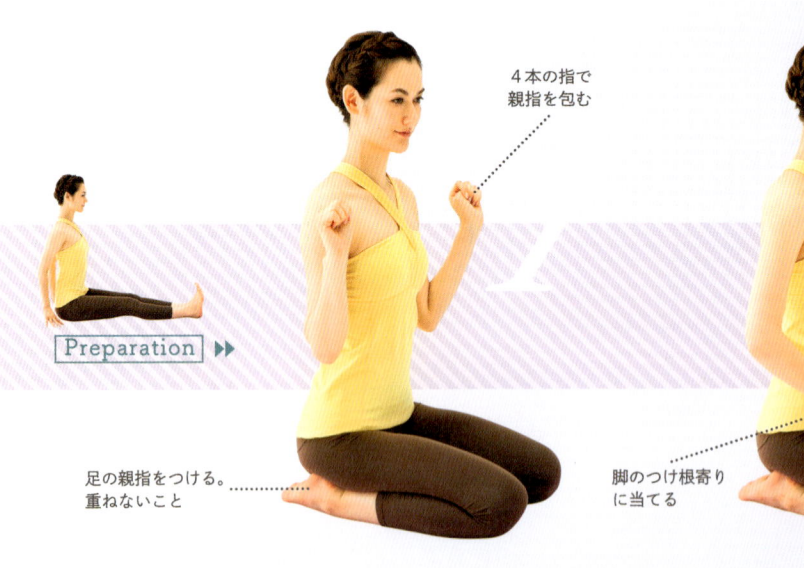

**Preparation ▶▶**

4本の指で親指を包む

足の親指をつける。重ねないこと

吸

脚のつけ根寄りに当てる

## かかとの上に座り、グーを握る

杖のポーズ（P.27）から、脚をすねで交差してひざ立ちになります。おしりをかかとの上にのせ、手は親指を包んで軽く握りましょう。

## 両手をお腹に当てる

手を軽く握ったまま、こぶしをへその両サイドに当てましょう。息を吸って背すじを伸ばします。

program.3
内臓を刺激し
毒素排出を促す
デトックスプログラム

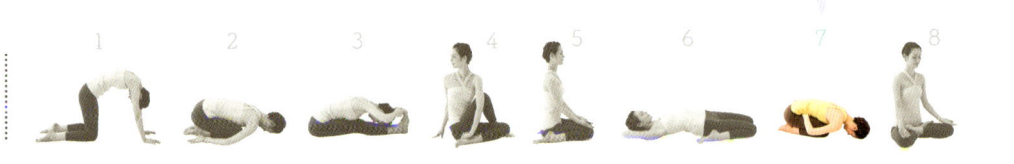

1　2　3　4　5　6　7　8

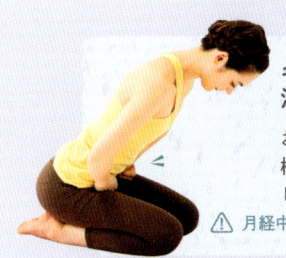

**Easy** キツイ場合は浅く前屈する
お腹の圧迫がキツイ場合、様子を見ながら浅く前屈をしましょう。
⚠ 月経中の人は、手を入れない

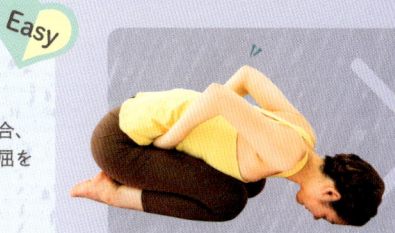

**NG!** ひじが上がると肩が緊張
ひじはリラックスして床の方に。ひじが上がると肩甲骨まわりがこわばります。

## 上体を前に倒し、顔を床につける

息を吐きながら上体を前に倒します。おしりがかかとから浮かないように。床と平行になるまで倒したら、顔の安定しやすいところを床につけます。

**3**

肩甲骨の間を開いていく

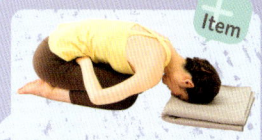

**Item** ブランケットを使うとラク

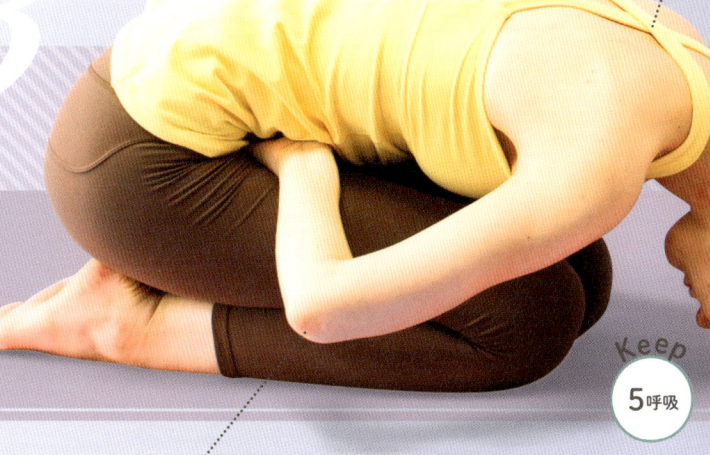

**Keep** 5呼吸

ひじの力を抜き、床の方に向ける

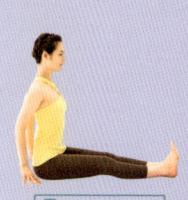

**Down pose** ▶▶

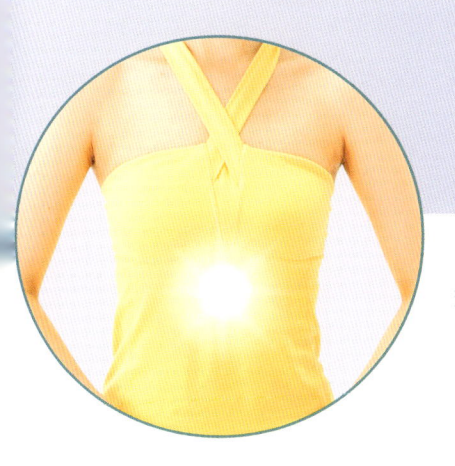

### 効きドコロFocus
### 第2の脳にはたらきかける

みぞおちには、太陽神経叢という自律神経のかたまりがあります。第2の脳とも呼ばれ、内臓のはたらきを司る自律神経が集まる部分。刺激することで、ホルモンバランスが整い、不安や緊張からも解放されます。

*Kriya*

program 3
内臓を刺激し
毒素排出を促す
**デトックスプログラム**

8

# 便秘を
# 解消する

DVD 3-8 **アグニサーラ**
*Agnisara*

腹腔内に圧をかけることにより、内臓や神経、脈管系を刺激する浄化法です。便秘解消に最適。

⚠ 月経中の人は行わないこと

効きドコロ Focus
**腸が刺激され
毒素排出**

腸を動かすことで、排泄物を直腸へと押し流すぜん動運動が活発になります。

へそに意識を集中し引き込む→出す→ゆるめるを繰り返す

[Preparation ▶▶]

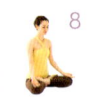

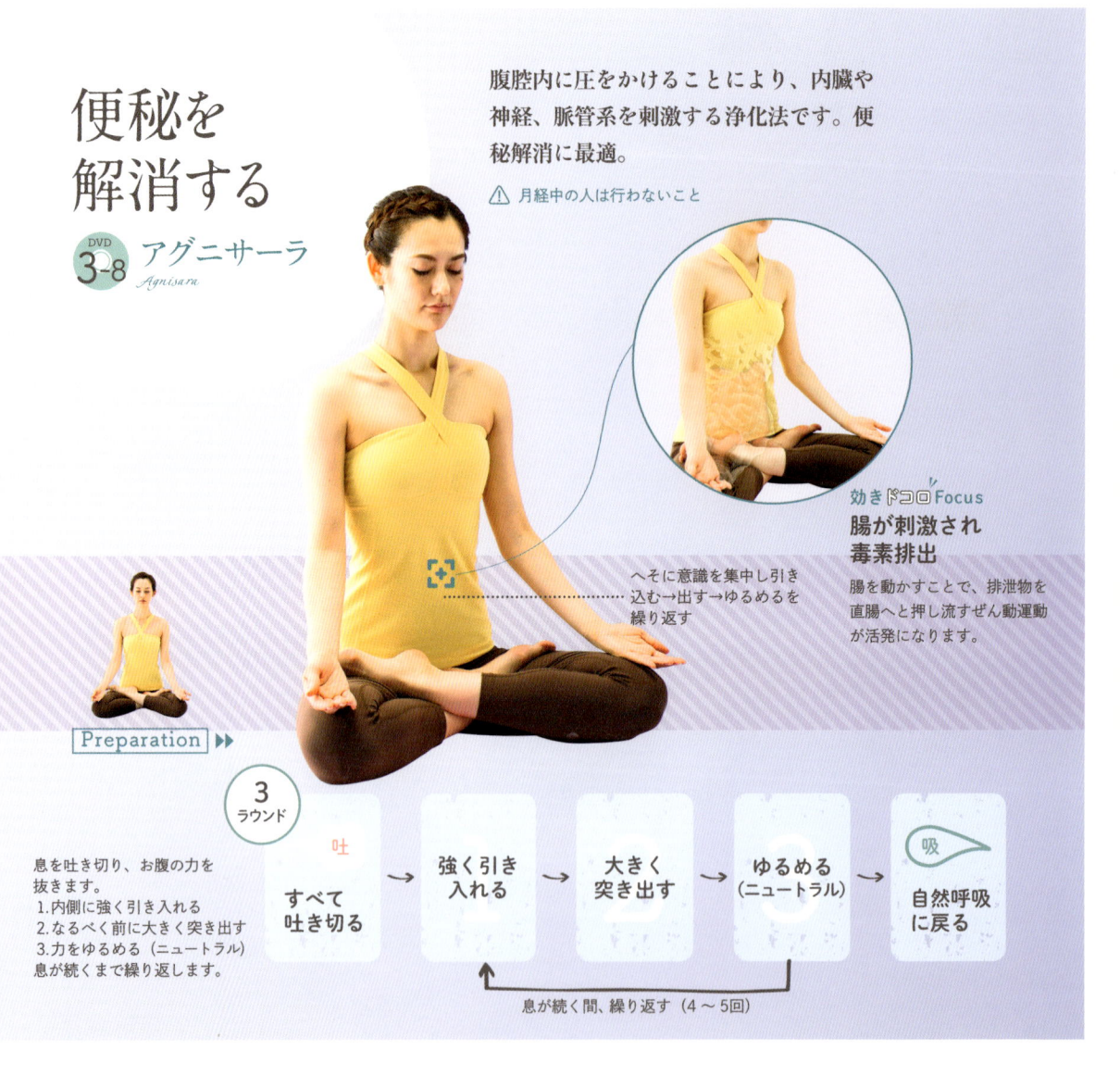

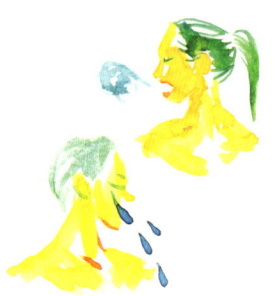

息を吐き切り、お腹の力を抜きます。
1. 内側に強く引き入れる
2. なるべく前に大きく突き出す
3. 力をゆるめる（ニュートラル）
息が続くまで繰り返します。

3 ラウンド

吐 すべて吐き切る → 強く引き入れる → 大きく突き出す → ゆるめる（ニュートラル） → 吸 自然呼吸に戻る

息が続く間、繰り返す（4〜5回）

### Petit Column
### 体の詰まりを取ろう！

アグニサーラは、腸の詰まりを取るクリヤ。毎朝行うことで便秘解消の効果が期待できます。プラーナヤーマ（P.20）はとても効果的なリフレッシュ法ですが、体に詰まりがあるときに行うのはおすすめできません。体の管が詰まっていると、よいエネルギーはうまく通っていかないのです。まずは不要なものを出してから行うことが大事。この詰まりを取る方法がクリヤと呼ばれる浄化法です。そのため、本書では、クリヤをプラーナヤーマの準備ステップとして紹介しています（P.21）。

排泄、くしゃみ、涙を流す、これらは体の詰まりをとる反応。自然の衝動を抑えることなく、体内を浄化していきましょう。

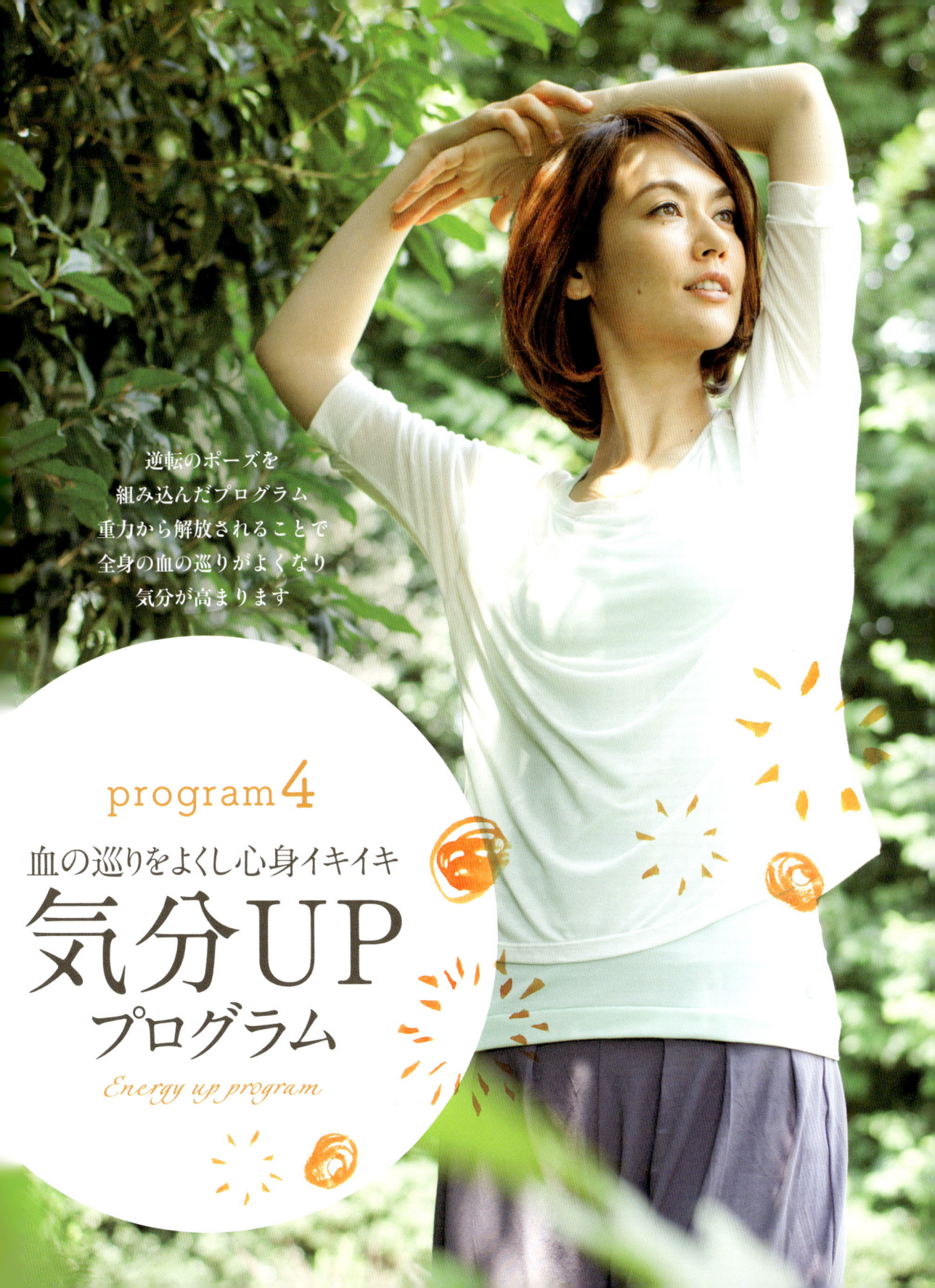

逆転のポーズを
組み込んだプログラム
重力から解放されることで
全身の血の巡りがよくなり
気分が高まります

program 4

血の巡りをよくし心身イキイキ
# 気分UP
プログラム

*Energy up program*

## program 4 20'54"

### 血の巡りをよくし心身イキイキ
# 気分UP プログラム
*Energy up program*

Main プログラムの
ピークとなるポーズ

Active 体や頭をエネルギーで
満たす活性化のポーズ

**start**

1
頭をひざに
つけるポーズ

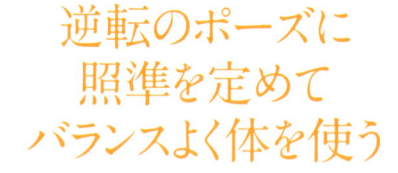

背中を伸ばし
内臓を活性化

### 逆転のポーズに
### 照準を定めて
### バランスよく体を使う

逆転のポーズの効果を高めるために、体をしっかり温め、段階を踏んでポーズに入りましょう。十分にリラックスしておくことが安全に行うためのポイントです。肩立ちのポーズでのどを刺激したら、のどを解放するポーズ（カウンターポーズ）で筋肉のバランスを整えます。

※プログラムの最後には、くつろぎのポーズ（P.26）を5分以上行い、静かに呼吸を整えましょう。プログラムの効果が高まります。

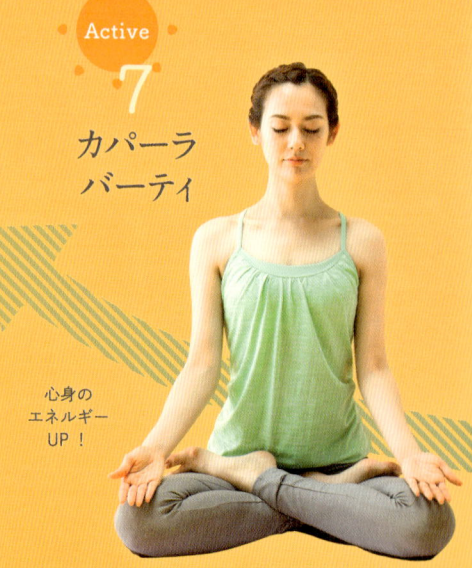

Active
7
カパーラ
バーティ

心身の
エネルギー
UP！

全身を使って
体温を上げる

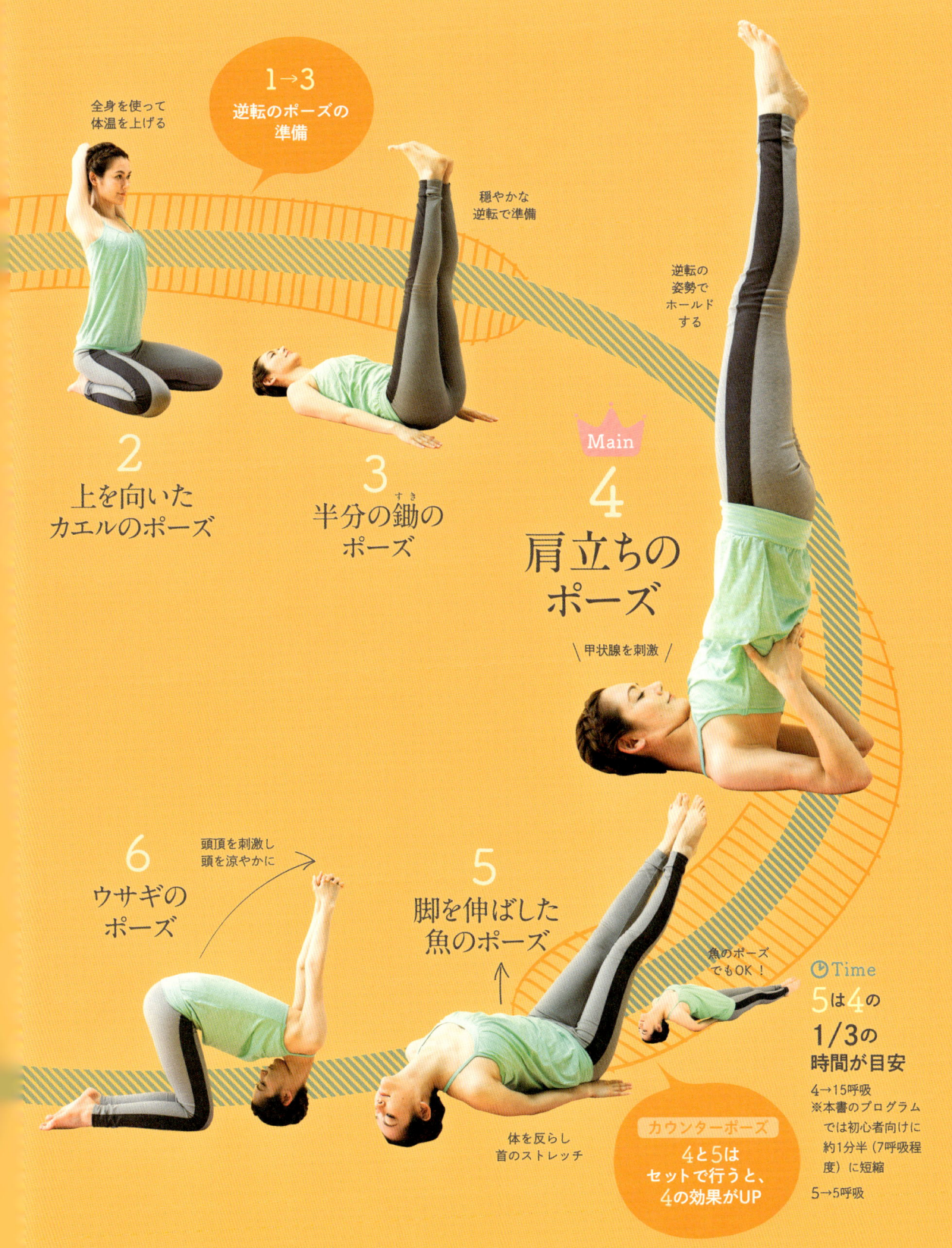

**1→3**
逆転のポーズの
準備

穏やかな
逆転で準備

逆転の
姿勢で
ホールド
する

## 2
上を向いた
カエルのポーズ

## 3
半分の鋤（すき）の
ポーズ

Main
## 4
肩立ちの
ポーズ

\ 甲状腺を刺激 /

## 6
ウサギの
ポーズ

頭頂を刺激し
頭を涼やかに

## 5
脚を伸ばした
魚のポーズ

魚のポーズ
でもOK！

体を反らし
首のストレッチ

**カウンターポーズ**
4と5は
セットで行うと、
4の効果がUP

⏱ Time
**5は4の
1/3の
時間が目安**

4→15呼吸
※本書のプログラム
では初心者向けに
約1分半（7呼吸程
度）に短縮

5→5呼吸

87

# 肝臓、腎臓の機能を活性化

前屈し、頭を片脚につけます。ムリに頭をひざにつけようと頑張らず、お腹とももを近づけるように、少しずつ完成形を目指して。

⚠ ぜんそく、下痢の場合は行わないこと

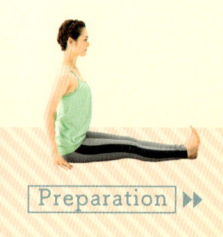

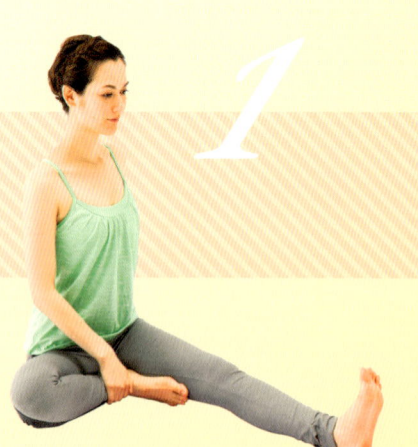

## DVD 4-1 頭をひざにつけるポーズ
*Janu Sirsasana*

**Preparation** ▶▶

### 1 片ひざを倒し、引き寄せる

右のひざを立てて、横に倒します。右かかとを脚のつけ根の方に引き寄せていきましょう。

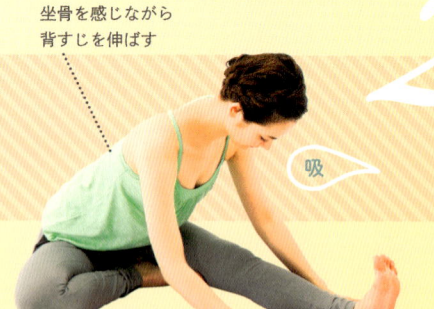

### 2 両手を床につき、背すじを伸ばす

坐骨を感じながら背すじを伸ばす

吸

伸ばしている左脚の両サイドに両手をおきます。できるだけ背すじを伸ばしましょう。

---

program 4
血の巡りをよくし
心身イキイキ
気分UPプログラム

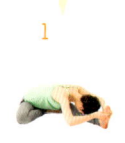

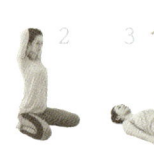

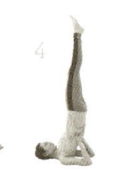

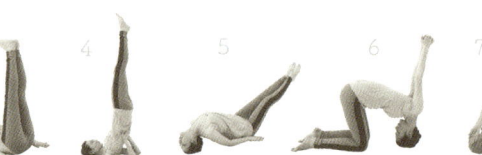

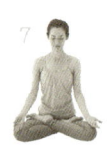

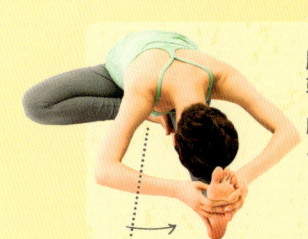

| Easy | NG! |
|---|---|
| **脚を軽く開く** 脚を軽く開くと倒しやすくなります。へそは伸ばした脚の方に向けましょう。 | **背中を丸めないこと** 頭をひざにつけようとして背中を丸めないこと。背すじを伸ばしながら前傾しましょう。 |

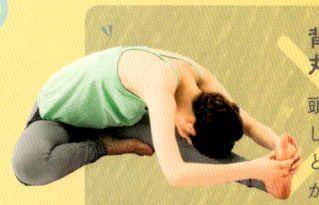

## 足をつかみ、体を前に倒す

息を吐きながら、脚のつけ根から体を前に倒します。両手で左足をつかみ、一度息を吸って、吐きながらさらに背骨を伸ばして額を脚の上につけます。一度、杖のポーズ（P.27）で呼吸を整えます。

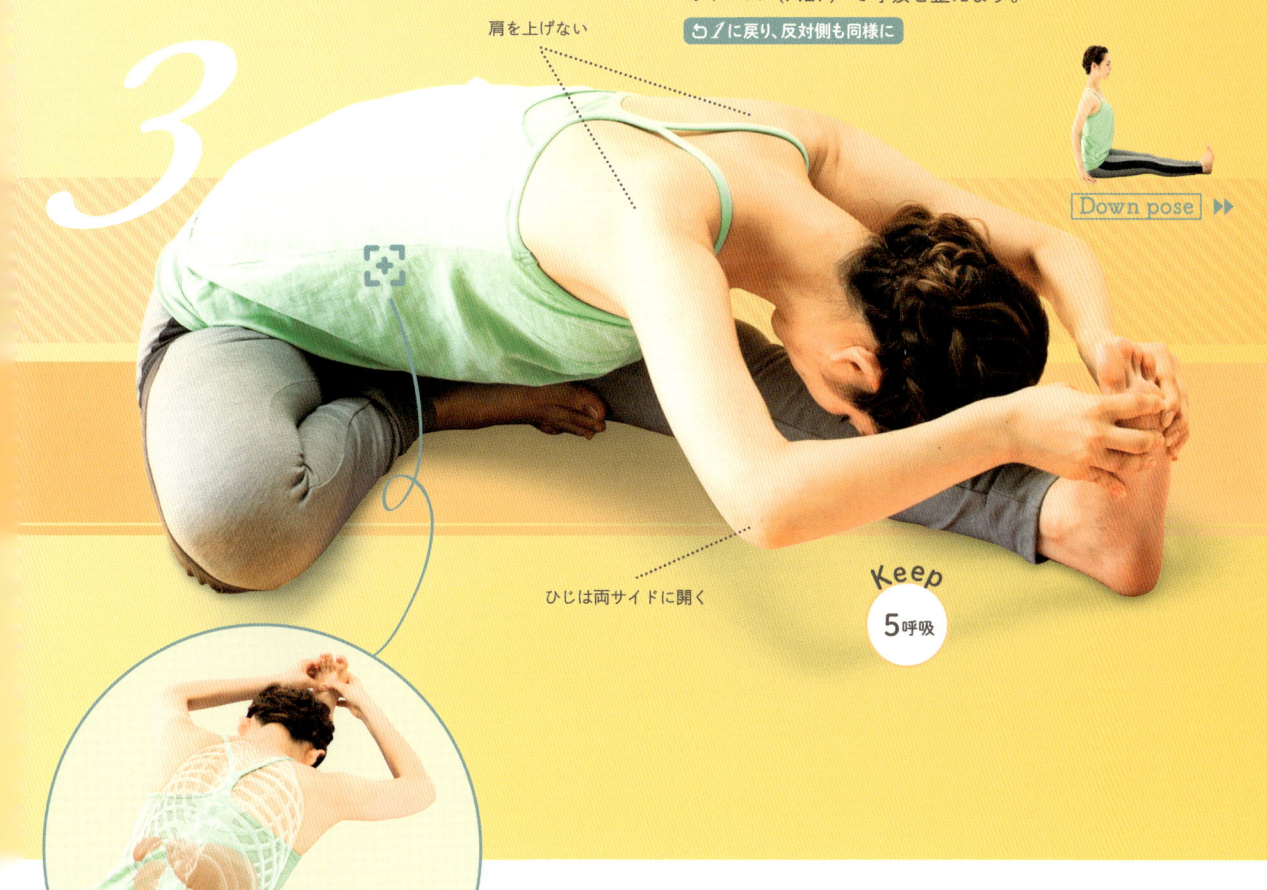

↩ 1に戻り、反対側も同様に

**3**

肩を上げない

Down pose ▶▶

ひじは両サイドに開く

Keep
5呼吸

### 効きドコロ Focus
### 前屈の動きで臓器を刺激

前屈することで肝臓や腎臓、脾臓などを刺激して、はたらきを強化します。更年期障害の緩和効果も。また、神経を穏やかにするため、リラックスしたいときにおすすめ。

# 余分な体重を OFF!

## DVD 4-2 上を向いた カエルのポーズ
*Uttana Mandukasana*

ひざを広げて座り、両腕を上げて胸を大きく開くポーズ。下半身から、上半身までまんべんなくストレッチでき、全身の血液循環がよくなります。

⚠ 首と肩の故障がある人は行わないこと

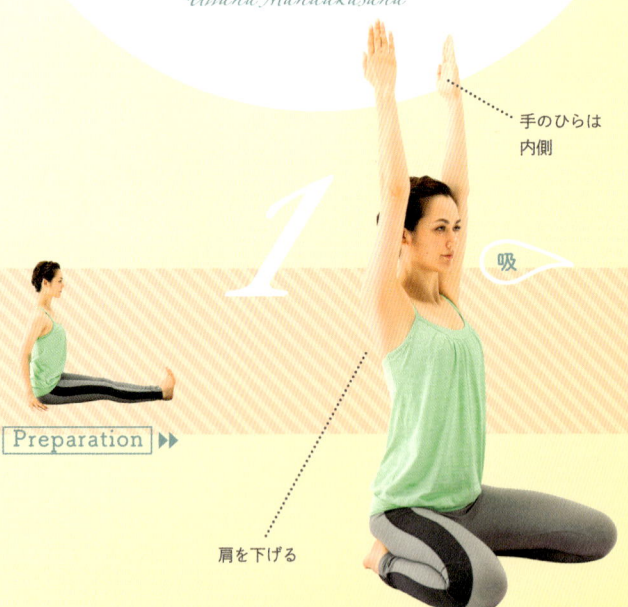

**Preparation** ▶▶

### 1
吸

手のひらは内側

肩を下げる

**かかとの上に座り、両手を上げる**

脚をすねでクロスし、ひざ立ちになります。足の親指をつけてかかとの上におしりを下ろし、ひざを開きます。息を吸いながら、両手を真上に上げます。

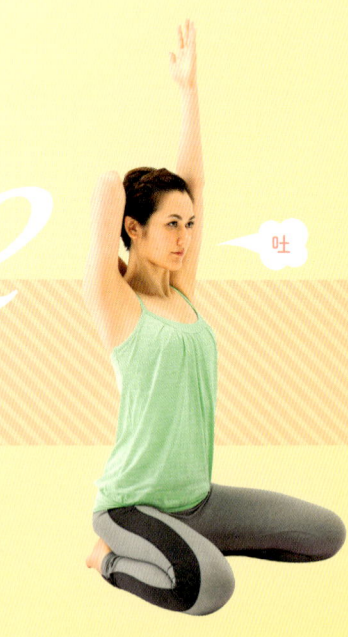

### 2
吐

**片腕を曲げ、肩甲骨を触る**

右のひじを曲げて、左の肩甲骨を触ります。

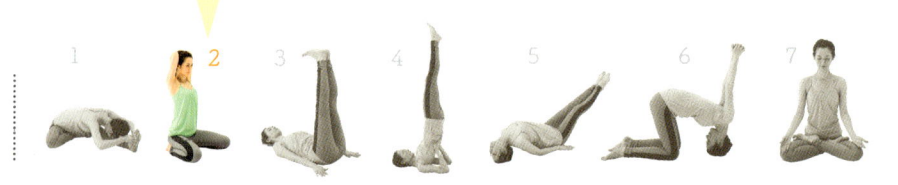

---

**program 4**
血の巡りをよくし
心身イキイキ
気分UPプログラム

1　2　3　4　5　6　7

**Zoom Up!**
どちらから組んでもOK！
組みにくい側を多めに行
いましょう。

目線は斜め上

**NG!**
肩を上げない
ように注意
腕とともに肩が上がっ
てしまうのはNG。肩
を下ろし、首すじは長
く保ちましょう。

**Keep** 5呼吸

## 3 もう片方の腕も曲げ、胸を開く

左のひじを曲げて、右の肩甲骨
を触ります。ひじを真上に向け
てお腹を引き締め、胸を開きま
しょう。

↩ 1 に戻り、反対側も同様に

**Down pose** ▶▶

お腹を突き出さない

おしりを下に向ける

**効きドコロFocus**
二の腕〜
わき腹が伸びる

二の腕と呼ばれる上腕三頭筋から、わきの下をストレッチ。大胸筋、前鋸筋などのわきの下の筋肉は、肩コリを引き起こす背面の筋肉の反対側にあります。この筋を伸ばしゆるめることで、肩コリの予防に。

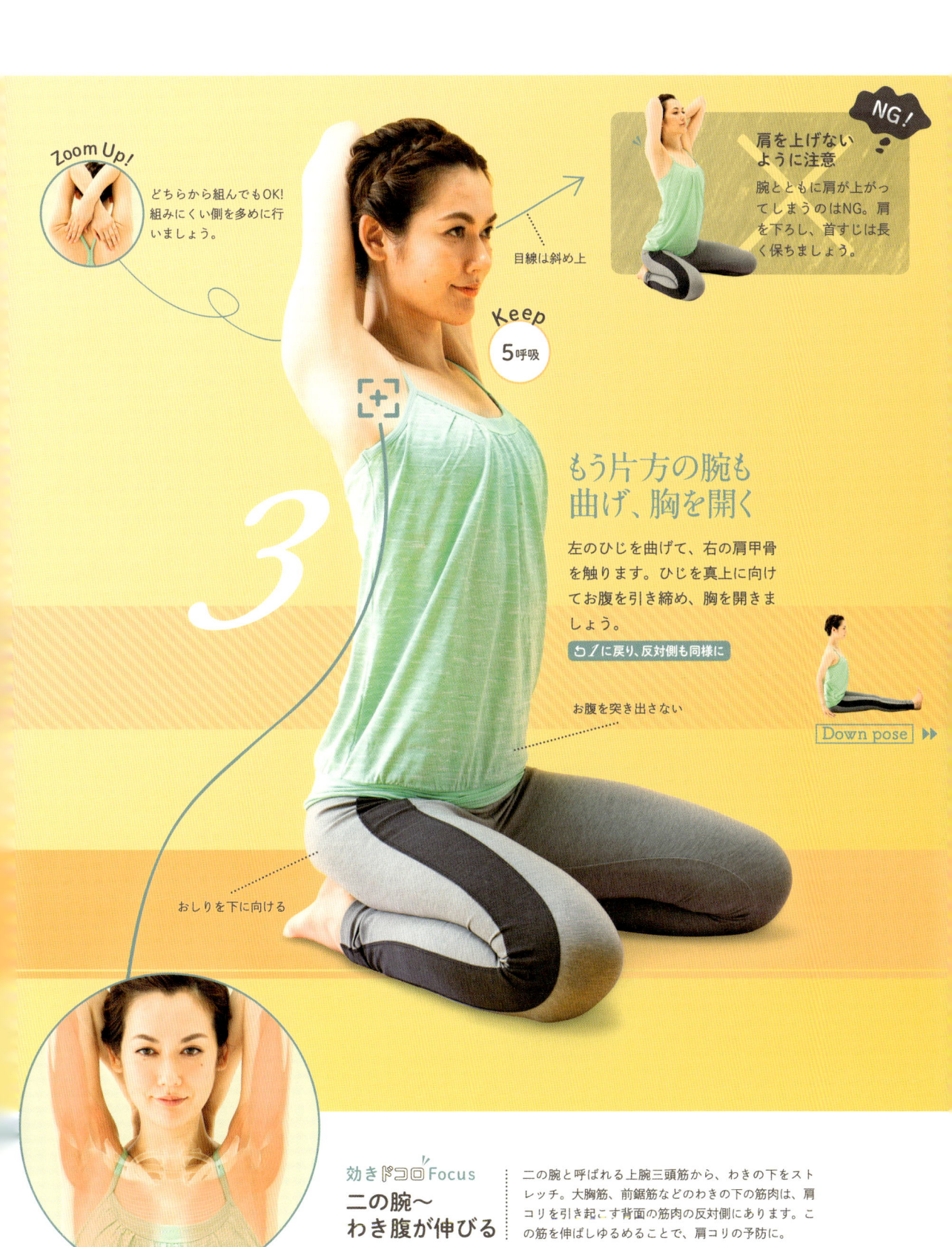

# 脚のむくみが ラクになる

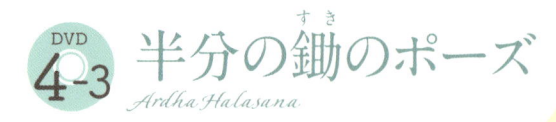

**DVD 4-3 半分の鋤のポーズ**
*Ardha Halasana*

鋤のポーズ（P.106）に入る前の、おしりを下ろした状態のポーズ。脊椎や甲状腺に対してはたらきかけ、体内がイキイキと活性化。脚のむくみ、疲れの解消にも最適。

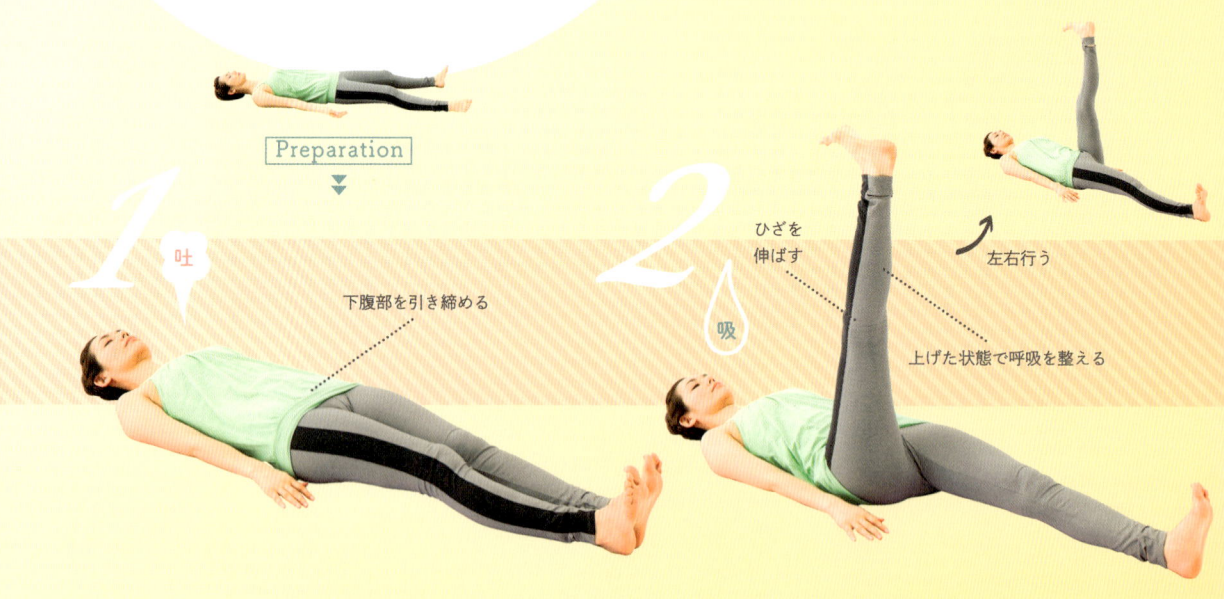

Preparation

**1 吐**
下腹部を引き締める

**2 吸**
ひざを伸ばす
上げた状態で呼吸を整える
左右行う

## 仰向けで、両脚をそろえる

両脚をぴったりとそろえます。手は体側で手のひらは下に向け、床を押すようにおしりの横につきましょう。

## 片脚ずつ、床と垂直になるまで上げる

息を吸いながら、右脚を真上に上げます。ひざは曲げず、床と垂直になるくらいまで。左脚も同様に行います。

program 4
血の巡りをよくし
心身イキイキ
気分UPプログラム

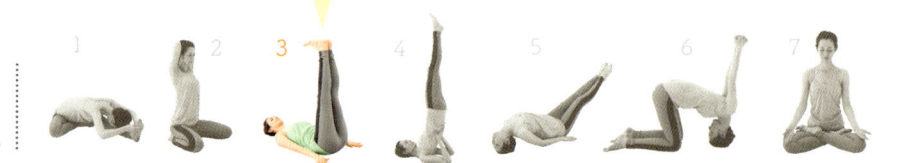

## 3 両脚をそろえて上げる

下腹部を引き締め、息を吸いながら両手で床を押し、両脚を真上に上げます。つま先は緊張しないようにします。

**Keep** 5呼吸

お腹がふくらまないように

### ひざが曲がるのはNG

太ももやお腹への負荷が大きいため、ひざが曲がりがち。脚は真っすぐ伸ばして。

### ひざが曲がる場合は45度で　Easy

床と垂直になるまで脚を上げるとひざが曲がってしまう場合、45度まででOK。

45度

Down pose ▶▶

### 効きドコロFocus
**下腹部から太ももまで刺激**

一見簡単そうなポーズですが、ひざを伸ばして、脚を床と垂直にキープすると、下腹部から太ももに負荷がかかります。足の裏を真上に向けることで、ふくらはぎやももの裏もストレッチできます。

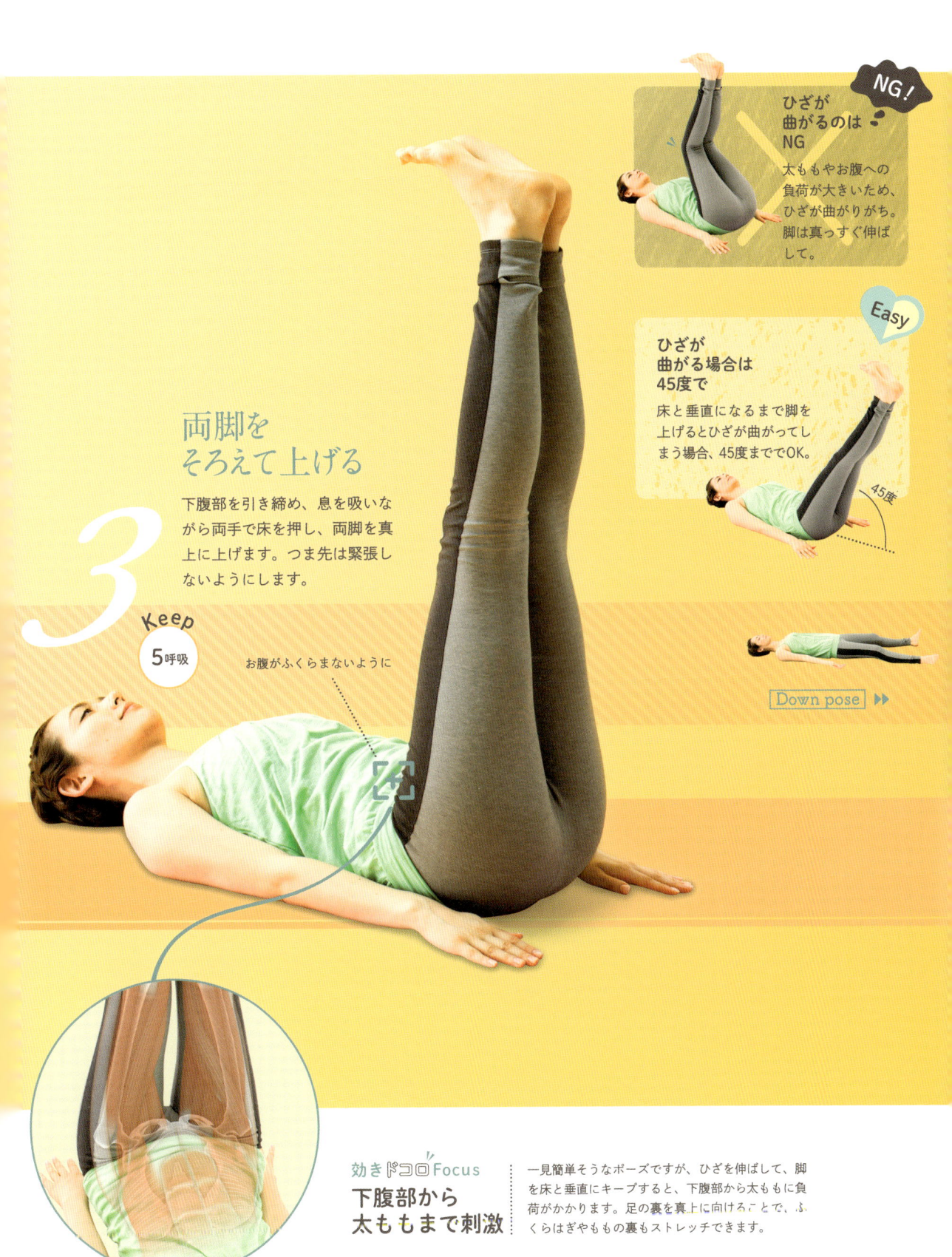

93

# 甲状腺を刺激し若返る

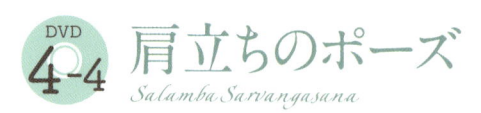

## DVD 4-4 肩立ちのポーズ
*Salamba Sarvangasana*

全身を逆転させることで血流がよくなり、内臓の機能がアップ。また、甲状腺が刺激され、ホルモンバランスが整って、アンチエイジング効果が期待できます。

⚠ 首の故障、高血圧症、下痢、頭痛の場合は行わないこと

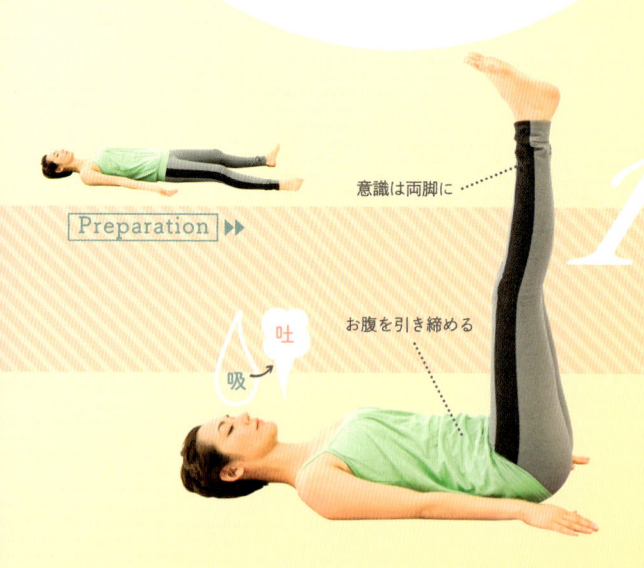

**Preparation**

### 1 床を押し、両脚を上げる

意識は両脚に
お腹を引き締める
吸 → 吐

半分の鋤のポーズ（P.92）で準備をします。両手で床を押し、息を吸いながら両脚を真上に持ち上げます。呼吸をしながらキープ。

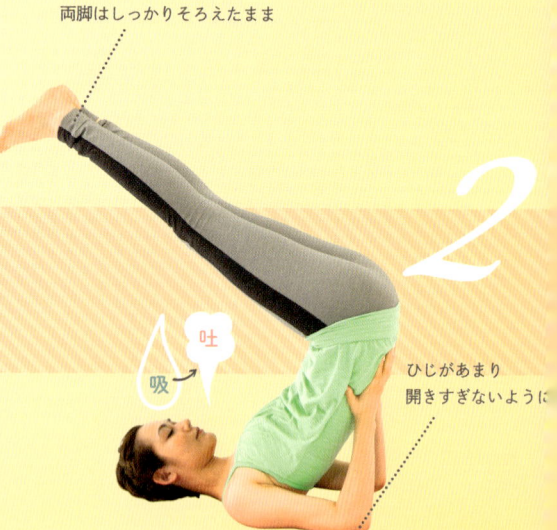

### 2 腰を浮かせて手で支える

両脚はしっかりそろえたまま
ひじがあまり開きすぎないように
吸 → 吐

意識を両手に戻し、手で床を押して腰を上げます。手で腰を支え、脚は顔の方へ斜め45度に上げます。呼吸をしながらキープします。

---

program 4
血の巡りをよくし
心身イキイキ
気分UPプログラム

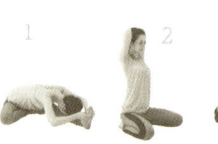

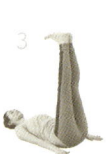

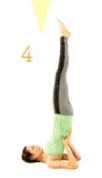

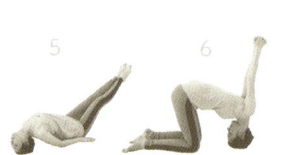

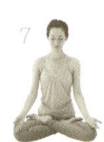

1　2　3　4　5　6　7

つま先はリラックスさせてそろえる

## 手で背中を支え、脚を直立にする

腰に当てている手を背中の方にずらして、脚を直立に伸ばします。つま先に意識を向け、不安がなければまぶたを閉じ、のどに意識を向けましょう。

**3**

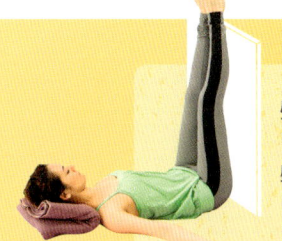

### +Item
**壁を使ってラクに**
壁に脚の裏側をつけ、頭の下にブランケットを入れれば、ラクに行えます。

### NG!
**ひじを開きすぎると危険**
ひじを開きすぎるとバランスがとりにくいうえ、腕や手首に負担がかかって危険。

**Down pose** ▶▶

胸が開いていくのを感じる

**Keep**
7呼吸　※目安は約1分半

腕だけで支えず、重心を感じてバランスをとる

### 効きドコロFocus
**甲状腺からホルモン分泌**

のど仏の下に広がる甲状腺は、新陳代謝を活発にするホルモンを分泌します。逆転の姿勢で甲状腺を刺激することにより、冷えにくく痩せやすい体になり、美しい肌の再生を促します。

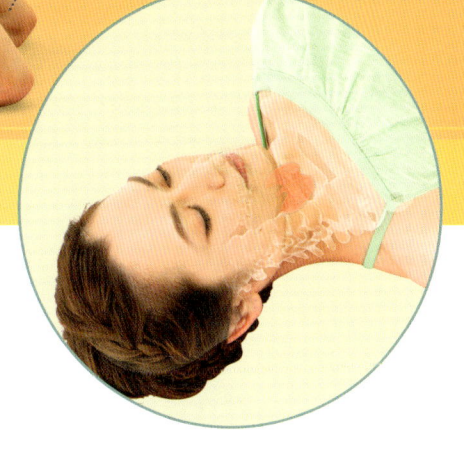

95

# 背骨を柔軟にする

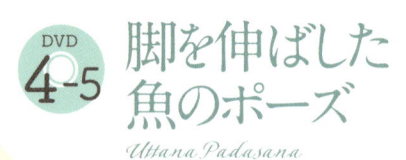

## 脚を伸ばした魚のポーズ
### DVD 4-5
*Uttana Padasana*

仰向けで、胸を開いて後屈するポーズです。上体を反らせるだけでも十分に効果がありますが、できる人は脚を上げると、下半身にも効くポーズにパワーアップ！

⚠ 高血圧症、低血圧症、偏頭痛、不眠症、腰または首に故障がある場合は行わないこと

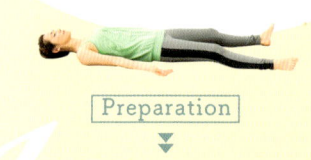

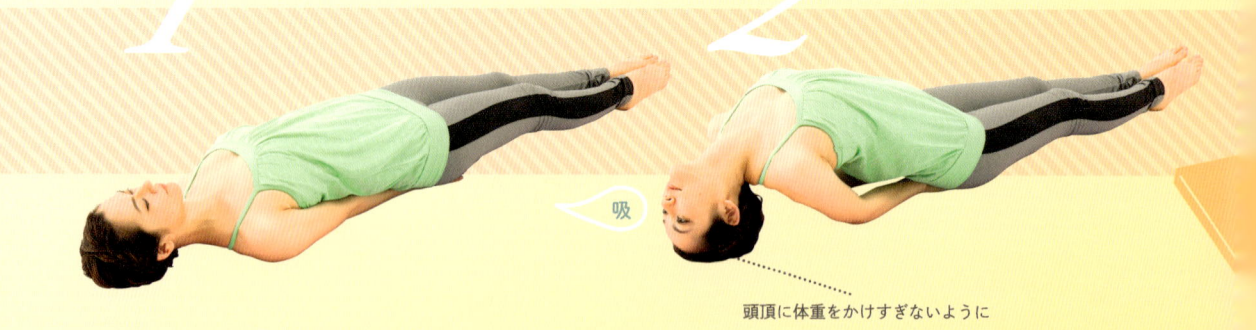

Preparation

## 1 ひじから下を体の下に入れる

仰向けで両脚をそろえ、両手をおしりの下に入れていきます。ひじから下が体の下に入るようにします。呼吸を整えましょう。

吸

## 2 胸を反らし、頭頂を床につける

頭頂に体重をかけすぎないように

息を吸いながら、ひじで床を押して胸を反らせます。あごを上げ、頭頂を床につけて。目線は鼻先に向け、首の後ろを意識。魚のポーズです。

program 4
血の巡りをよくし
心身イキイキ
気分UPプログラム

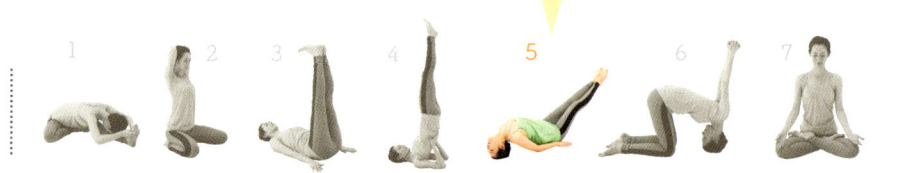

1　2　3　4　5　6　7

## Easy
### 魚のポーズ
*Matsyasana*

**脚を上げなくてもOK**

2の魚のポーズまででも効果は十分。ムリをせず脚を下ろしたままでもOK！

## 腕を体側に出し、両脚を床から上げる

2でバランスがとれていたら、腕を体の下から出し、両脚をそろえたまま床から上げましょう。斜め45度まで上げ、キープします。

**3**

胸を引き上げる

Keep
5呼吸

目線は鼻先のまま

首の後ろを意識する

Down pose ▶▶

## Variation
**ひじで体を持ち上げる**

軽く手を握り、ひじを曲げて体を持ち上げる方法もあります。

### 効きドコロ Focus
**首から鎖骨にかけて伸びる**

胸を突き上げ、頭頂を床につけることで、胸鎖乳突筋などの首まわりの筋肉が気持ちよくストレッチされます。ただし、首を痛める可能性もあるので、ポーズから抜けるときまで気をつけながら行いましょう。

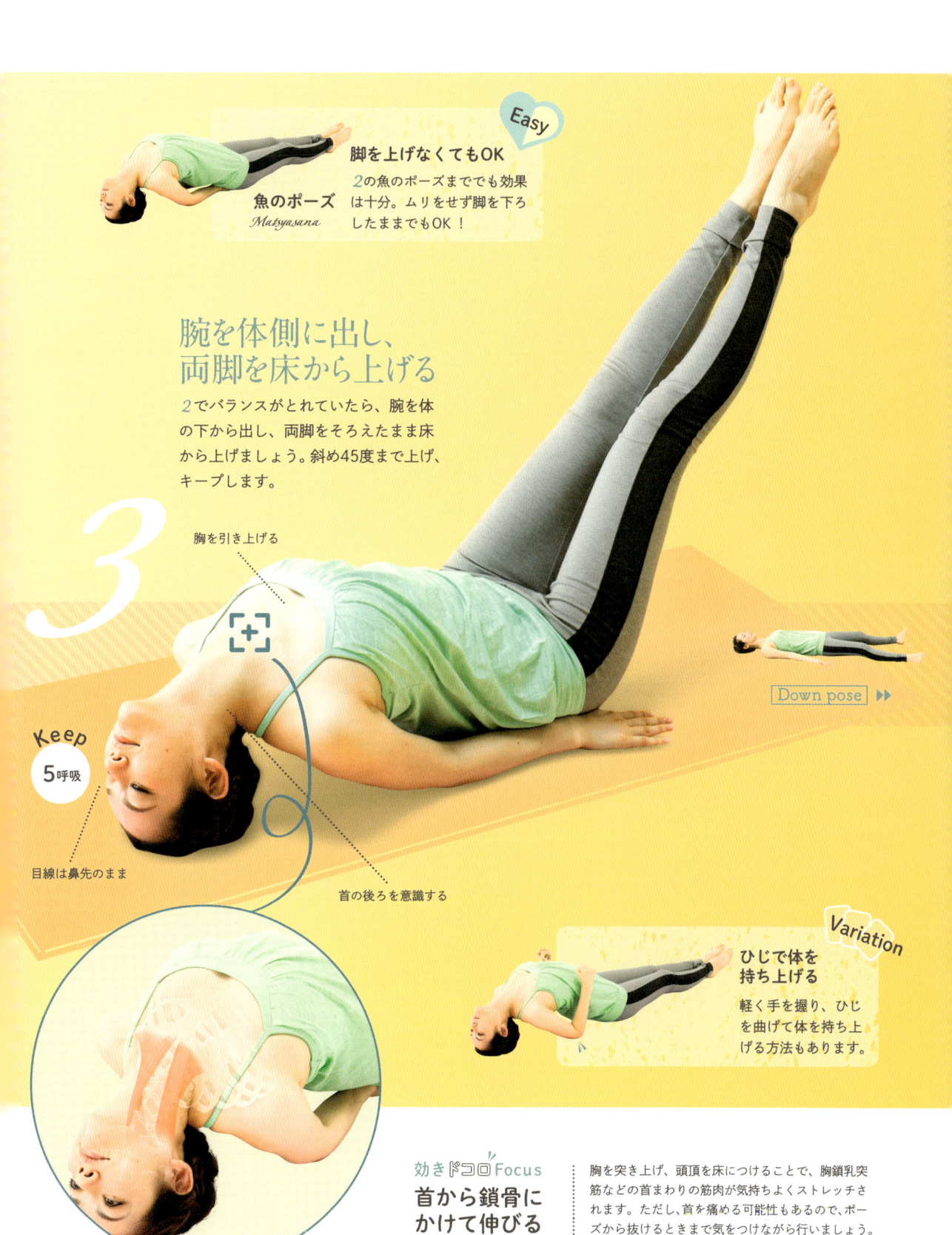

# 血流をUPし
# 美顔をつくる

**DVD 4-6** ウサギのポーズ
*Shashankasana*

頭頂を刺激しながら、首や肩まわりをストレッチするポーズ。脳に血液が流れ込み、頭や顔がスッキリとリフレッシュするはず。比較的行いやすい逆転のポーズです。

⚠ 高血圧症、首の故障がある場合は行わないこと

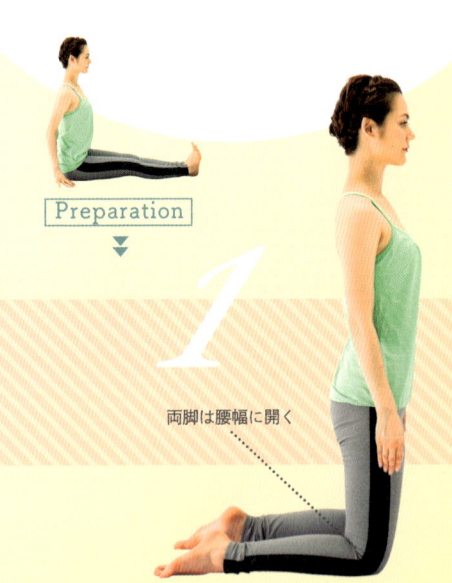

Preparation

## 1
両脚は腰幅に開く

### 四つん這いから
### ひざ立ちになる

杖のポーズ（P.27）から、脚をすねでクロスして手をひざの前につき、四つん這いになります。上体を起こし、ひざ立ちになりましょう。

## 2
体重を強くのせすぎないように

### 両手を床におき、
### 頭頂を床につける

両手を床において、気をつけながら頭頂を床についていきます。おしりは真上に引き上げたまま。

program 4
血の巡りをよくし
心身イキイキ
気分UPプログラム

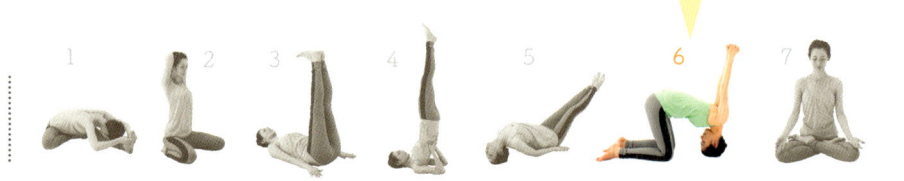

### Easy
**手を上げなくてもOK**

首に負荷のかかるポーズなので、不安がある人は床に手をついたまま行って。

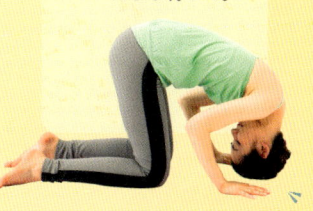

## 両手を背中で組み、真上に引き上げる

両腕を背中の方に伸ばして手を組み、引き上げます。最後は、一度2に戻ってから、おしりをかかとに下ろして子供のポーズ（P.72）で呼吸を整えましょう。

*3*

腕は、気持ちよく伸ばせるところまで上げる

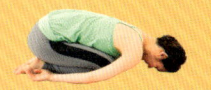

Keep 5呼吸

Down pose ▶▶

頭頂を強く押しすぎないように。前後に首を揺らしてもOK

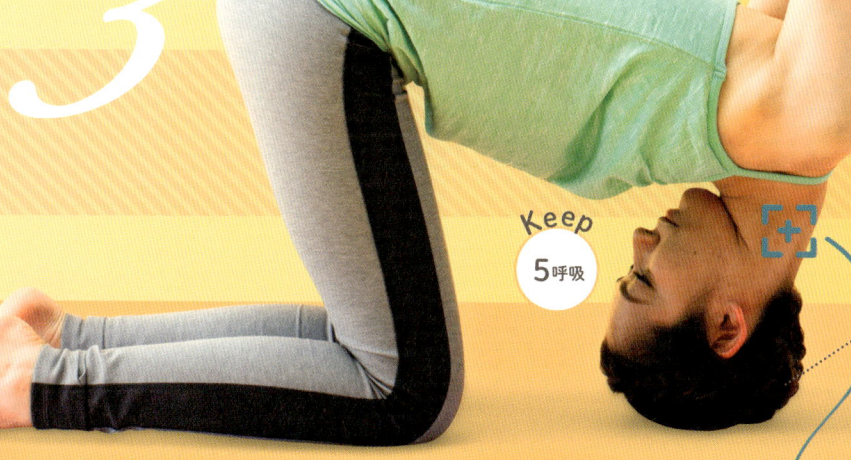

### 効きドコロ Focus
**頭頂のツボ、首の後ろに効く**

頭蓋骨に適度な刺激が与えられ、偏頭痛や眼精疲労を緩和。あごや首まわりの血流がアップし、表情もよくなりスリムなフェイスラインが整う美顔のポーズです。ストレス解消、眠気の解消にもおすすめです。

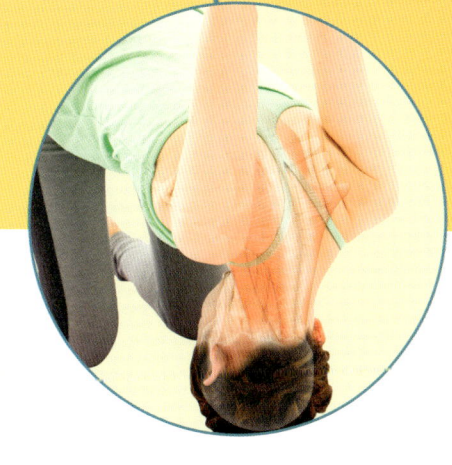

*Kriya*

program 4

血の巡りをよくし
心身イキイキ
**気分UPプログラム**

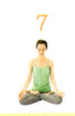

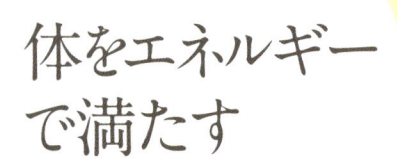

## 体をエネルギーで満たす

DVD 4-7 カパーラバーティ
*Kapalabhati*

頭蓋を輝かせる、という意味の浄化法。
力強い空気を鼻腔に流し、よどんだ物質
を外に放出します。

⚠ 高血圧症、月経中、妊娠中の人は行わないこと

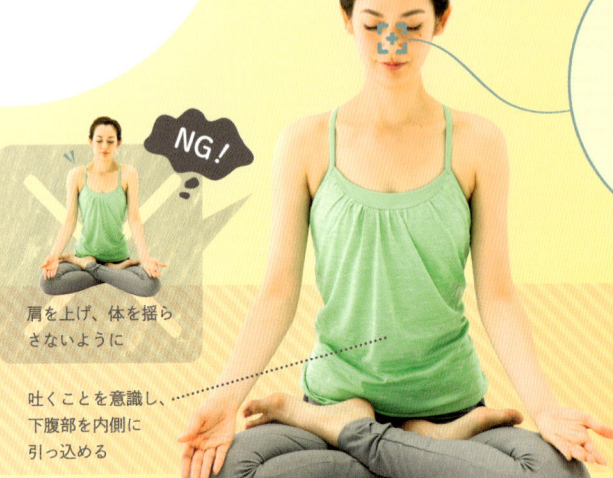

**NG！**
肩を上げ、体を揺らさないように

吐くことを意識し、下腹部を内側に引っ込める

**Preparation** ▶▶

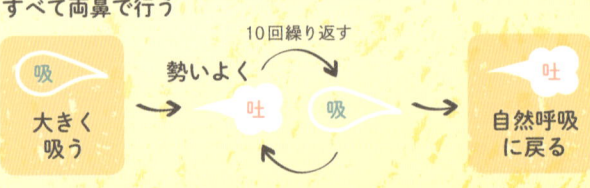

**効きドコロ Focus**
**鼻腔が
クリーンアップ**
顔の空洞や鼻腔に溜まった不要な物質が、強く吐いた息とともに取り除かれます。

**3 ラウンド**

すべて両鼻で行う

吸 大きく吸う → 勢いよく 吐⇄吸 10回繰り返す → 吐 自然呼吸に戻る

両鼻で息を吸い、軽くお腹がふくらんだら、勢いよく両鼻から「吐く→吸う」を1秒に1回の目安で10回繰り返します。空腹時に行いましょう。

---

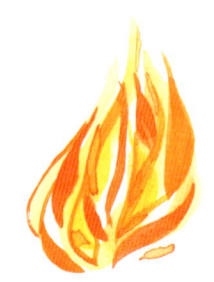

*Petit Column*
### エナジーアップの浄化法

　顔には、副鼻腔などたくさんの空洞があります。そうした穴に詰まったものを勢いよく吐き出して取り除くのがカパーラバーティです。
　カパーラバーティで体内の不純物を吐き出すと、顔や意識がクリアになり、印象がパッと明るくなります。リズミカルに行うことで体内に熱が生み出されるため、意欲的でエネルギーにあふれた状態に気持ちを高められるはず。人と会う前や元気を出したいとき行うのにピッタリです。脳細胞がイキイキと活性化し、脳の若返り効果も期待できるでしょう。
　一方で、寝る前に行うのはあまりおすすめできません。気分が高揚するので入眠を妨げる恐れがあるためです。

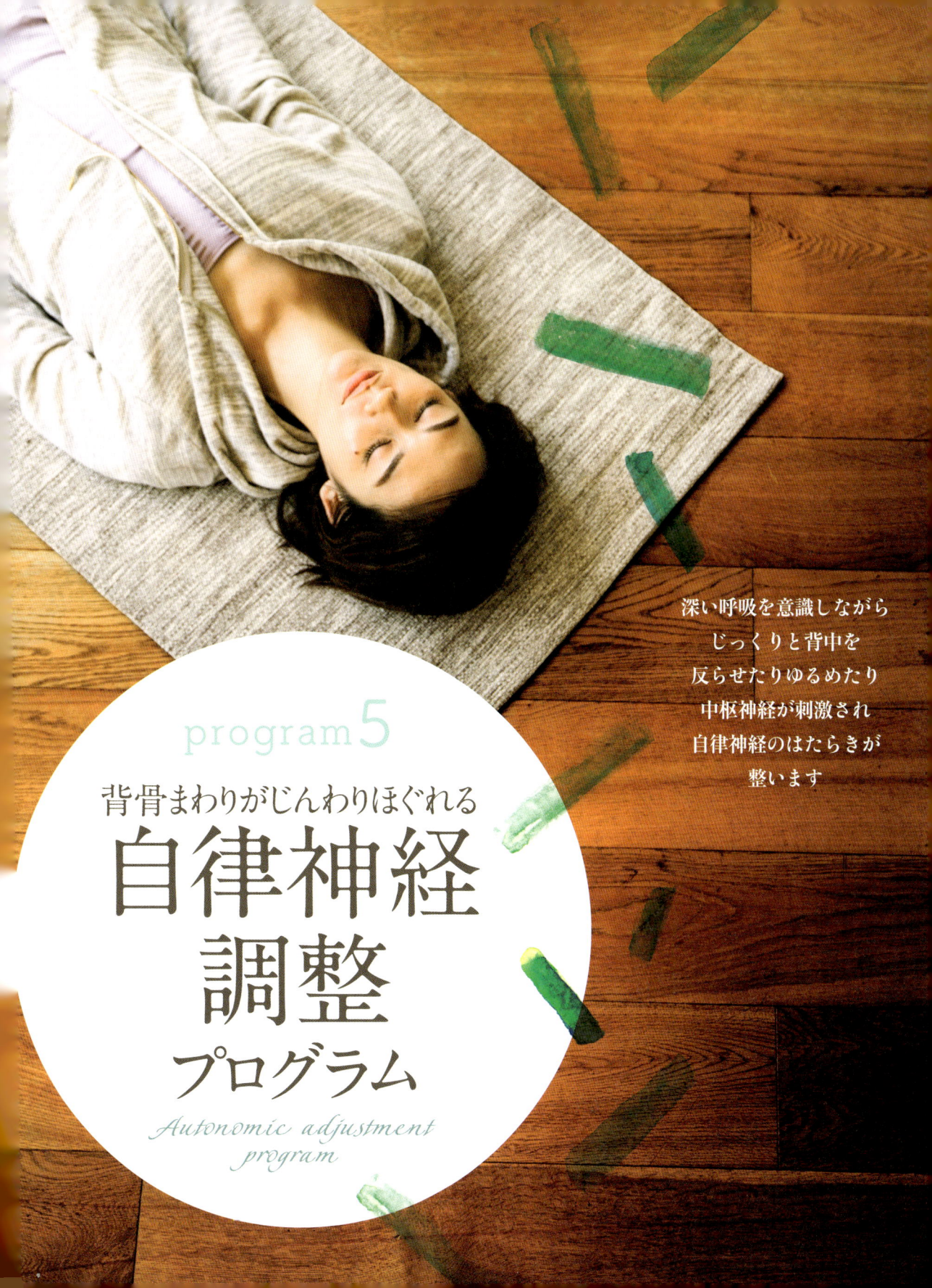

program 5

## 背骨まわりがじんわりほぐれる
# 自律神経調整プログラム

*Autonomic adjustment program*

深い呼吸を意識しながら
じっくりと背中を
反らせたりゆるめたり
中枢神経が刺激され
自律神経のはたらきが
整います

# program 5 [22'53"]
## 背骨まわりがじんわりほぐれる
# 自律神経調整プログラム
*Autonomic adjustment program*

Main　プログラムの ピークとなるポーズ

start

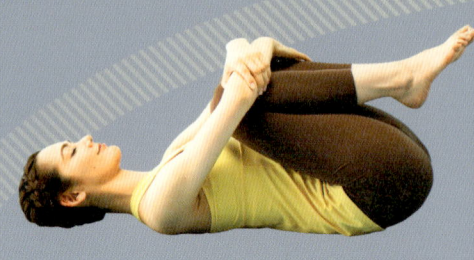

**1 ガス抜きのポーズ**
背骨と神経を整える

**7 ナーディーショーダナ**
エネルギーの通り道をキレイに

### 背中を中心に体をほぐすなだらかなプログラム

体のONとOFFを司る自律神経。この流れをスムーズにするため、背中を反らす、ゆるめる、ひねるという動きをゆるやかに行います。大きな動きのピークがない反面、通して行うことで自律神経が安定し、じわじわとリラックスが促されます。甲状腺を刺激できるので若返り、老化防止効果も。

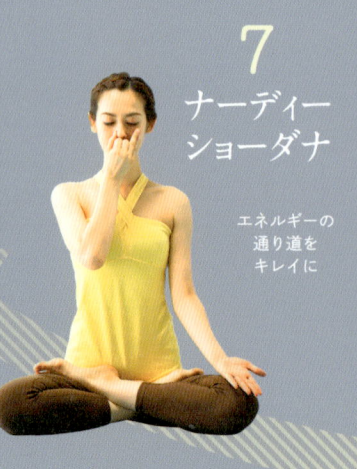

※プログラムの最後には、くつろぎのポーズ（P.26）を5分以上行い、静かに呼吸を整えましょう。プログラムの効果が高まります。

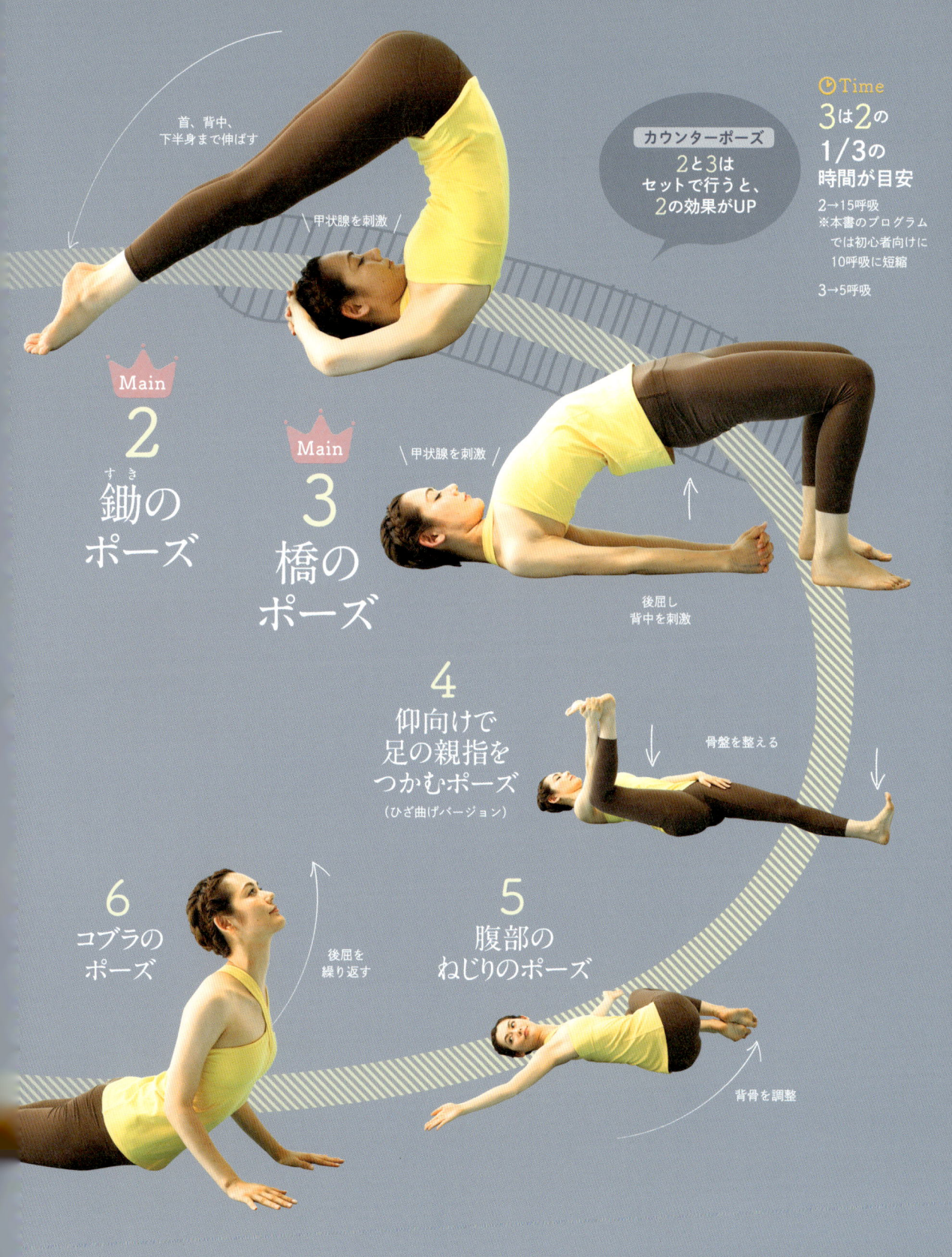

## Time
3は2の1/3の時間が目安

2→15呼吸
※本書のプログラムでは初心者向けに10呼吸に短縮

3→5呼吸

**カウンターポーズ**
2と3はセットで行うと、2の効果がUP

首、背中、下半身まで伸ばす

甲状腺を刺激

### Main 2 鋤(すき)のポーズ

### Main 3 橋のポーズ

甲状腺を刺激

後屈し背中を刺激

### 4 仰向けで足の親指をつかむポーズ
（ひざ曲げバージョン）

骨盤を整える

### 6 コブラのポーズ

後屈を繰り返す

### 5 腹部のねじりのポーズ

背骨を調整

103

# 腰から背中の
# ストレッチ

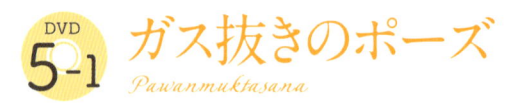

### DVD 5-1 ガス抜きのポーズ
*Pawanmuktasana*

ほどよくお腹を圧迫し、下腹を引き締め、消化機能をアップさせるポーズ。寝たまま行えて初心者でも簡単。腰や背骨がよく伸びるため、神経がリラックスします。

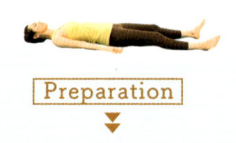

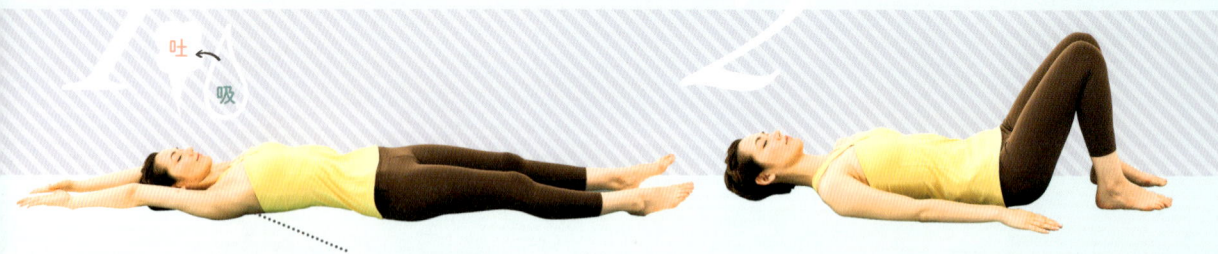

**Preparation**

吐 ← 吸

手と脚で引っ張り合うようにし背骨を伸ばす

## 1 両手を頭上に伸ばし、親指をからめる

両手を頭の上に伸ばして、親指をからめます。息を吸って両手と両脚で大きく伸びをし、吐いて脱力します。

## 2 手を体側に下ろし、ひざを立てる

手を体側に下ろし、両ひざを立てます。両脚はしっかりそろえましょう。呼吸を整えます。

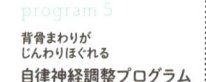

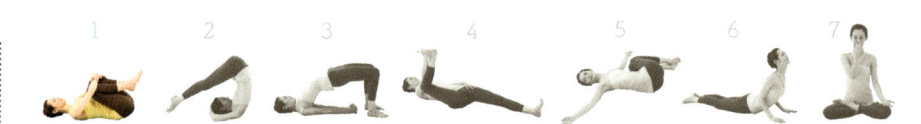

program 5
背骨まわりが
じんわりほぐれる
**自律神経調整プログラム**

1　2　3　4　5　6　7

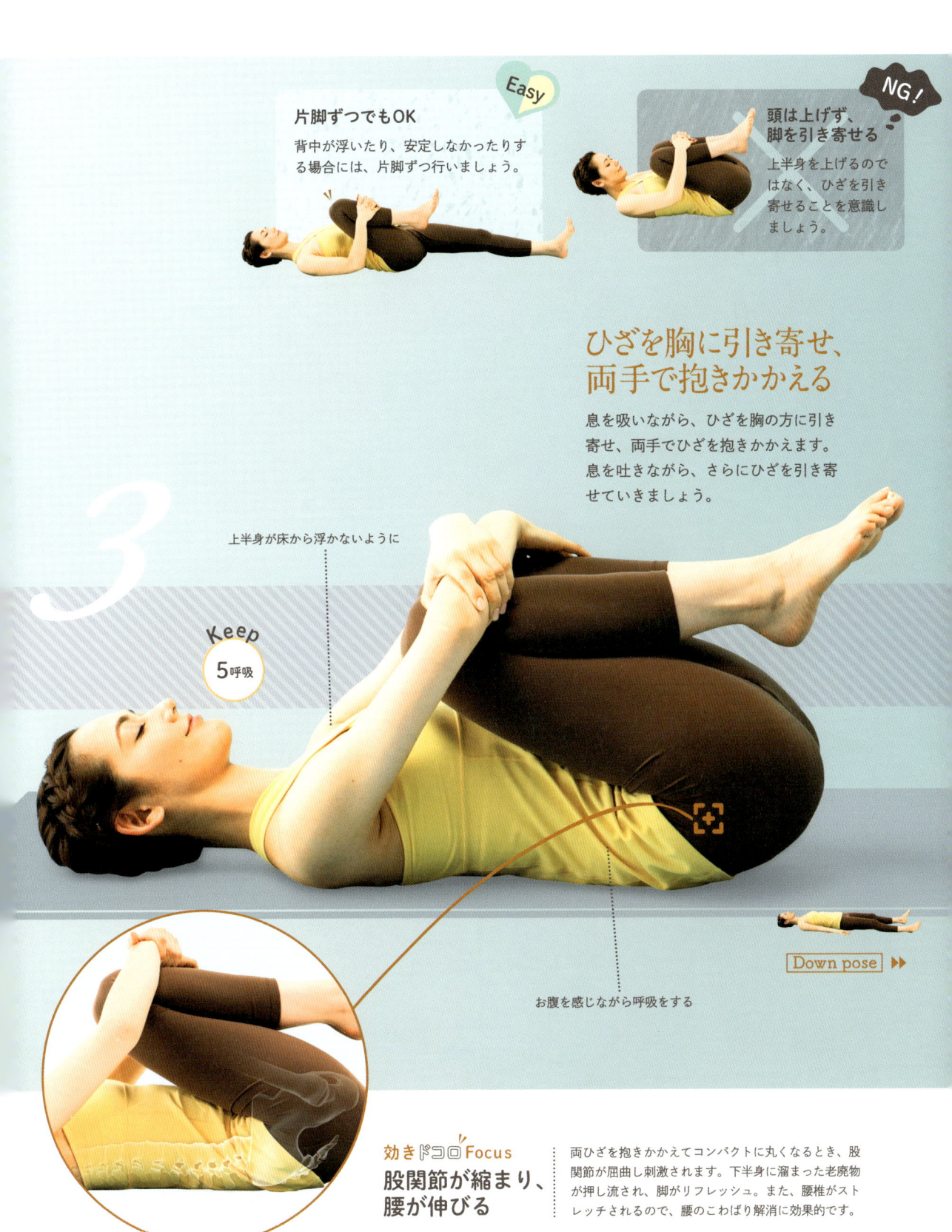

## Easy
**片脚ずつでもOK**
背中が浮いたり、安定しなかったりする場合には、片脚ずつ行いましょう。

## NG!
**頭は上げず、脚を引き寄せる**
上半身を上げるのではなく、ひざを引き寄せることを意識しましょう。

# ひざを胸に引き寄せ、両手で抱きかかえる

息を吸いながら、ひざを胸の方に引き寄せ、両手でひざを抱きかかえます。息を吐きながら、さらにひざを引き寄せていきましょう。

**3**

上半身が床から浮かないように

Keep 5呼吸

お腹を感じながら呼吸をする

Down pose ▶▶

## 効きドコロFocus
**股関節が縮まり、腰が伸びる**

両ひざを抱きかかえてコンパクトに丸くなるとき、股関節が屈曲し刺激されます。下半身に溜まった老廃物が押し流され、脚がリフレッシュ。また、腰椎がストレッチされるので、腰のこわばり解消に効果的です。

# 自律神経を安定させる

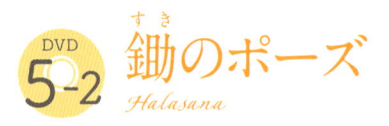

## 鋤のポーズ
*Halasana*

DVD 5-2

首から背中が深くストレッチされるポーズ。甲状腺を刺激するため、若返りのポーズとも呼ばれます。肩を温めて行えば、体を支える感覚をつかみやすいでしょう。

⚠ 首に故障がある人は行わないこと

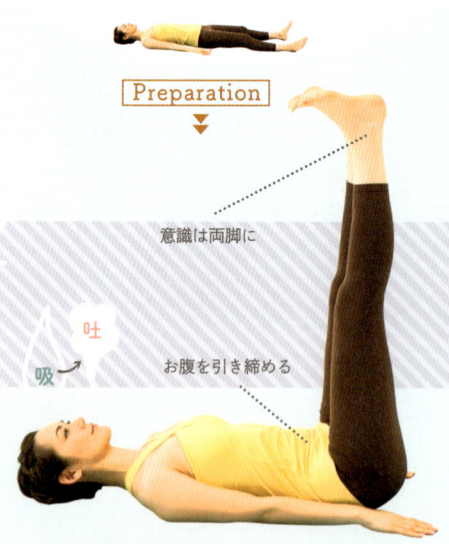

Preparation

**1**
吸 / 吐
意識は両脚に
お腹を引き締める

### 床を押し、両脚を上げる
半分の鋤のポーズ（P.92）で準備をします。両手で床を押し、息を吸いながら両脚を真上に向けて持ち上げます。つま先は緊張しないように。

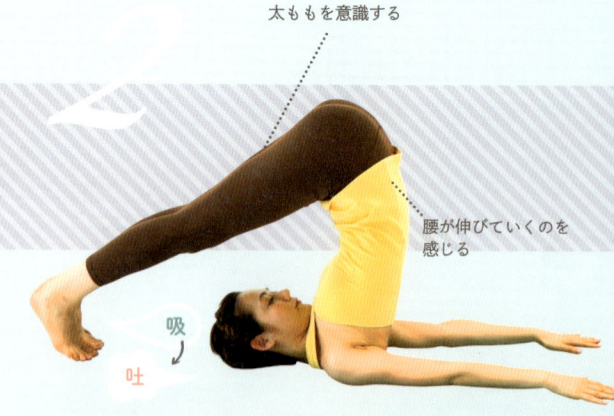

**2**
太ももを意識する
腰が伸びていくのを感じる
吸 / 吐

### 腰を持ち上げ、つま先を頭上につける
両手に意識を向け、床を押して腰を浮かせます。脚を頭上に下ろし、つま先を床につけましょう。

program 5
背骨まわりがじんわりほぐれる
**自律神経調整プログラム**

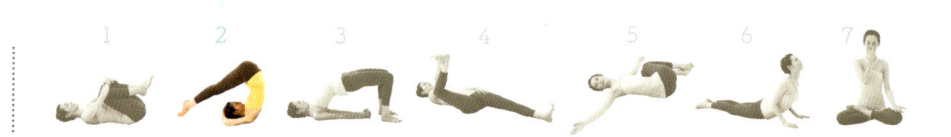

**+Item**

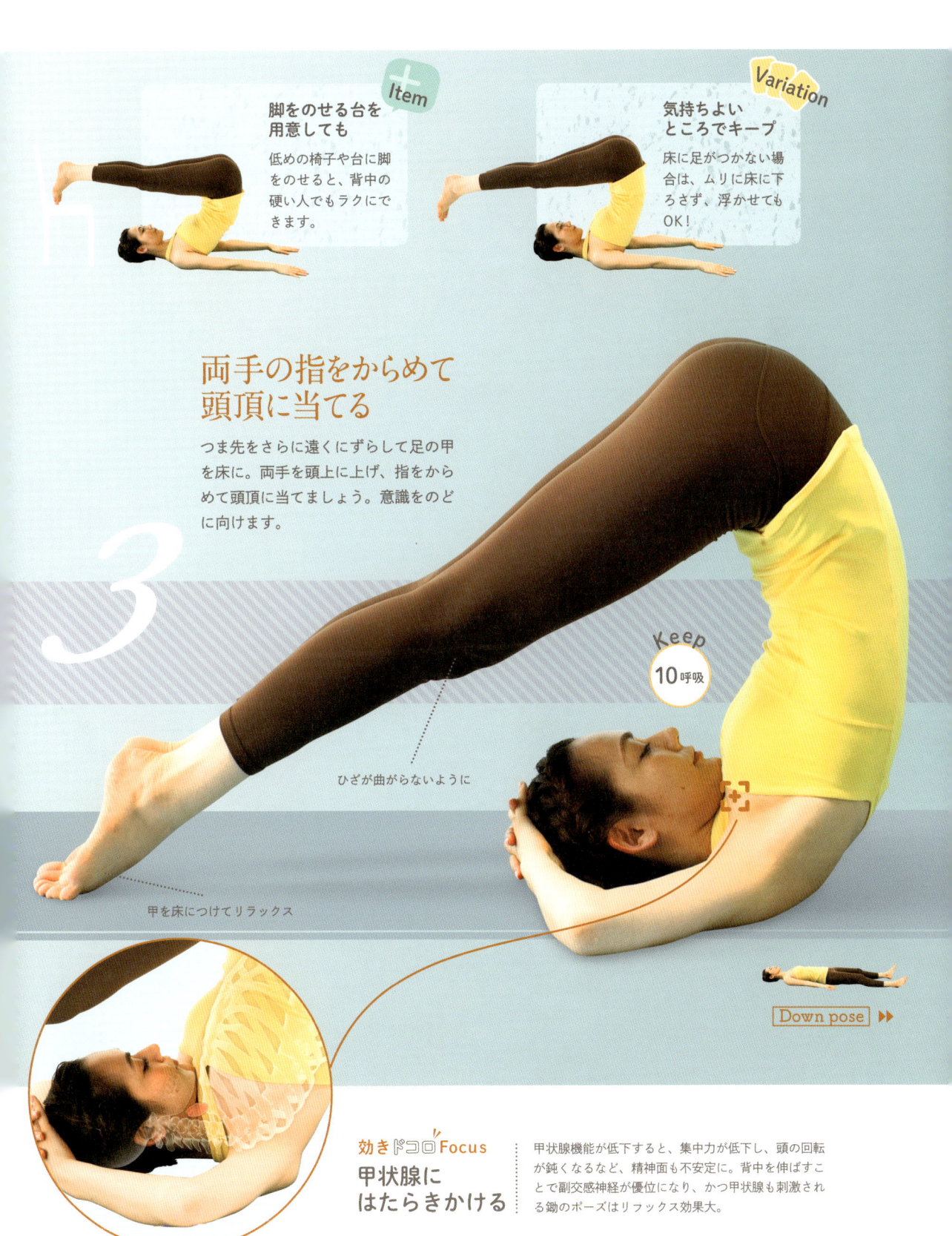

### 脚をのせる台を用意しても

低めの椅子や台に脚をのせると、背中の硬い人でもラクにできます。

**Variation**

### 気持ちよいところでキープ

床に足がつかない場合は、ムリに床に下ろさず、浮かせてもOK！

## 3 両手の指をからめて頭頂に当てる

つま先をさらに遠くにずらして足の甲を床に。両手を頭上に上げ、指をからめて頭頂に当てましょう。意識をのどに向けます。

**Keep 10呼吸**

ひざが曲がらないように

甲を床につけてリラックス

Down pose ▶▶

**効きドコロFocus**
### 甲状腺にはたらきかける

甲状腺機能が低下すると、集中力が低下し、頭の回転が鈍くなるなど、精神面も不安定に。背中を伸ばすことで副交感神経が優位になり、かつ甲状腺も刺激される鋤のポーズはリラックス効果大。

107

# 脳を休ませ
# やる気を高める

### DVD 5-3 橋のポーズ
*Setubandhasarvangasana*

寝たまま胸を開き、首や背骨をストレッチします。比較的チャレンジしやすい後屈のポーズです。姿勢改善、バストアップやヒップアップ効果も期待できます。

⚠ 首に故障がある人は行わないこと

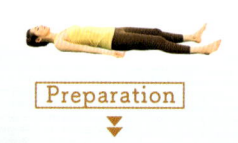

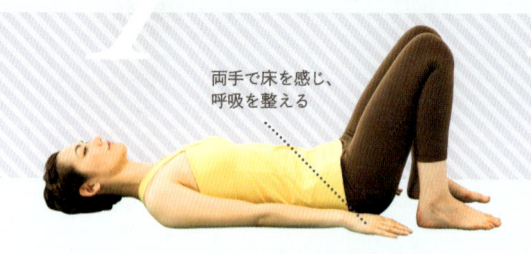

**Preparation**

両手で床を感じ、呼吸を整える

吸

## 1 両ひざを立て、腰幅に開く

両腕を体側に下ろし、手のひらは床につける。ひざの下にかかとがくるくらいまでひざを折り曲げて立て、脚を腰幅に開きましょう。

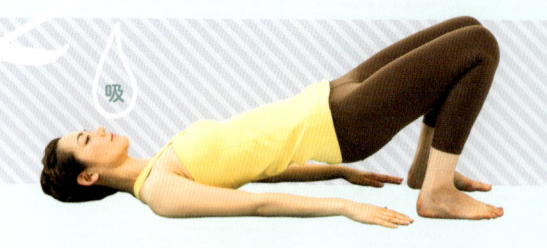

## 2 ゆっくりと腰を浮かせる

息を吸いながら、ゆっくりと腰を床から持ち上げます。かかとが上がらないように気をつけて。

program 5
背骨まわりが
じんわりほぐれる
**自律神経調整プログラム**

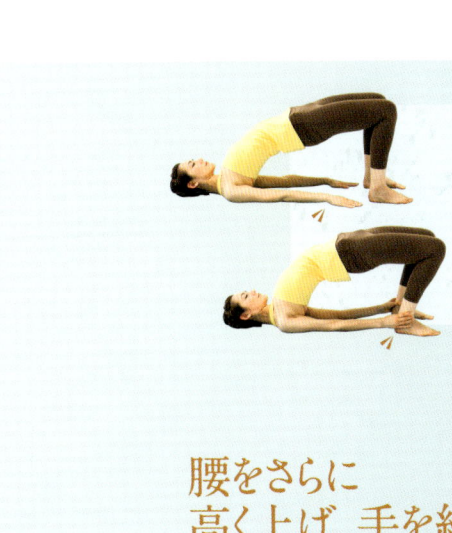

**Variation** 手はやりやすい位置で
腕を床につけたままでも、両手で足首をつかんでもOK。お好みの位置で。

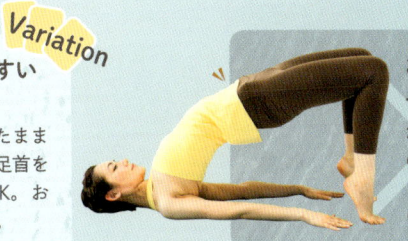

**NG!** お腹を突き上げるのはNG
かかとを下ろし、脚のつけ根を押し上げるように意識。お腹はリラックスして。

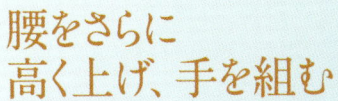

## 3 腰をさらに高く上げ、手を組む

背中の筋肉を使い、さらに高く腰を持ち上げて、手を脚の下で組みます。脚のつけ根で天井を押すつもりでキープしましょう。

**Keep 5呼吸**

お腹は力を抜く

内ももを開かない

胸があごの方に近づき、広がっていく

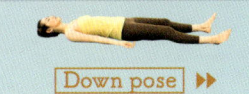

[Down pose ▶▶]

### 効きドコロFocus
**胸郭が大きく広がる**

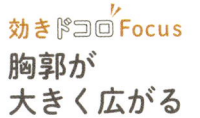

胸椎、肋骨、胸骨から構成されている胸郭は肺や心臓を保護しています。姿勢が悪く、呼吸が浅くなると胸郭周辺が収縮し、胸部の動きが悪化してしまいます。胸郭を広げて、深い呼吸で血を全身に巡らせましょう。

# 坐骨や腰の痛みを緩和

## DVD 5-4 仰向けで足の親指をつかむポーズ（ひざ曲げバージョン）

*Suptapadangusthasana*

ふくらはぎ、もも裏、股関節まで脚全体がしっかりとストレッチされるポーズ。左右行うことで股関節が正しい位置に整い、腰まわりの不調が緩和されます。

⚠ 下痢の人は行わないこと

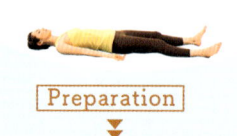

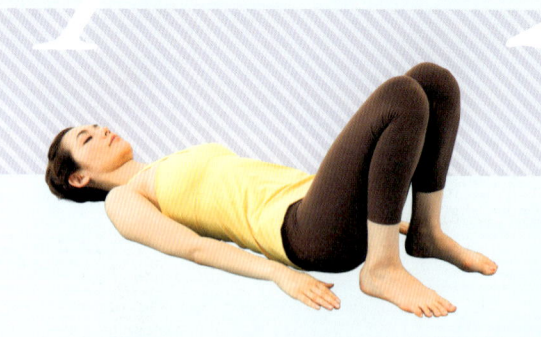

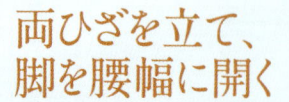

Preparation

### 1 両ひざを立て、脚を腰幅に開く

両腕を体側に下ろし、手のひらは床につけます。ひざを折り曲げて、脚を腰幅に開きましょう。呼吸を整えます。

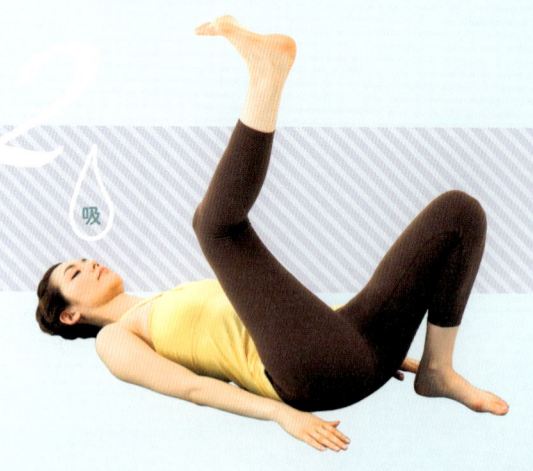

### 2 ひざを曲げたまま片脚を上げる

吸

息を吸いながら、右脚を真上に上げます。右ひざを少し外側に開き、床に近づけましょう。

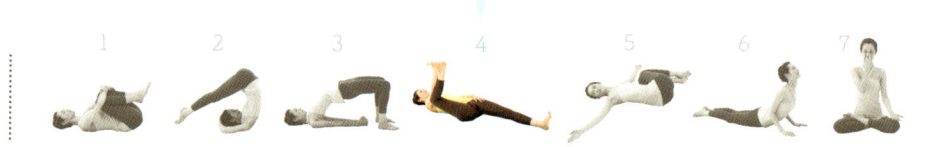

program 5
背骨まわりが
じんわりほぐれる
**自律神経調整プログラム**

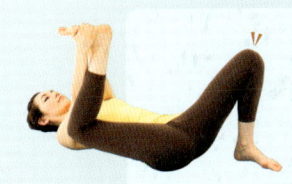

**Easy** ひざを伸ばさなくてもOK
立てたひざを曲げたまま、上げた足裏を両手でつかむとラクに行えます。

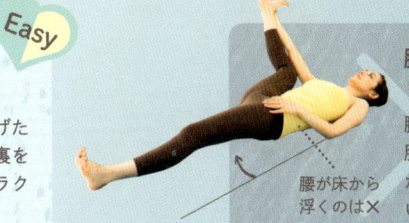

**NG!** 腰を斜めにしないように
脚をつかもうとして股関節が傾くと、腰が床から浮いてしまいます。
腰が床から浮くのは×

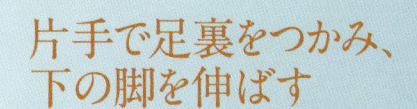

## 3 片手で足裏をつかみ、下の脚を伸ばす

まず、両手で足の裏をつかみましょう。腰が傾かないように、立てているひざを伸ばします。次に、左手は左ももの上に。右ひざを床に近づけていきましょう。

↺ 1に戻り、反対側も同様に

**Keep** 5呼吸

Down pose ▶▶

つま先は真上に

ひざを床に近づけていく

手で太ももを押す

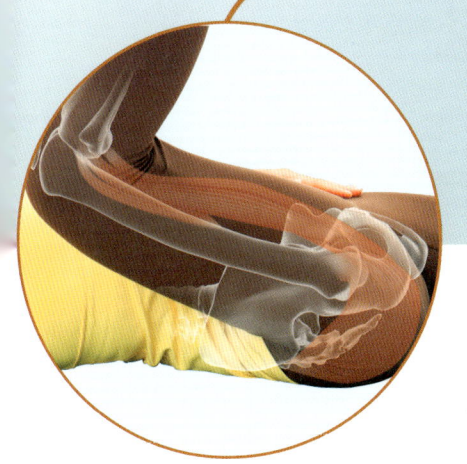

**効きドコロ Focus**
**ももの裏をストレッチ**

ももの裏側にあるハムストリングや、おしりを覆う大臀筋などが伸ばされます。ハムストリングが硬くこわばると、ひざの痛みや腰痛、坐骨神経痛の原因に。神経の圧迫を防ぐために、柔軟性をキープしましょう。

111

# 蓄積された毒素を排出

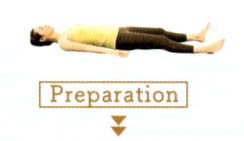

仰向けで下半身を左右に倒し、腹部をねじるポーズ。隠れ脂肪と呼ばれる内臓脂肪を効率よく燃やします。腹部の臓器がもみほぐされ、体のデトックス機能がアップ。

⚠ 腰に故障がある人は行わないこと

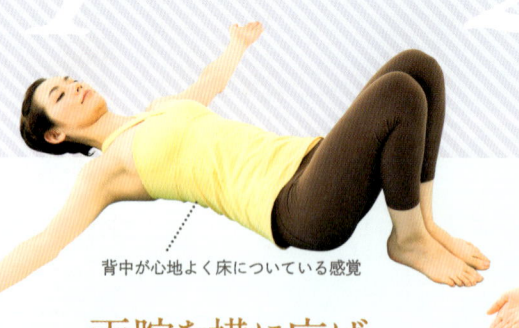

## DVD 5-5 腹部のねじりのポーズ
*Jatharaparivartanasana*

**Preparation**

### 両腕を横に広げ、両ひざを立てる

両腕を肩の高さに広げ、手のひらを真上に向けます。両手を引っ張り合うように胸を大きく広げましょう。両ひざをそろえて立てます。

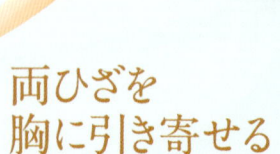

背中が心地よく床についている感覚

### 両ひざを胸に引き寄せる

息を吸いながら、両ひざをそろえたまま胸の方に引き寄せます。

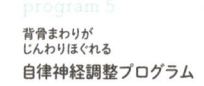

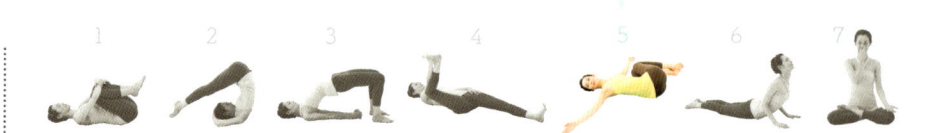

吸

program 5
背骨まわりがじんわりほぐれる
**自律神経調整プログラム**

112

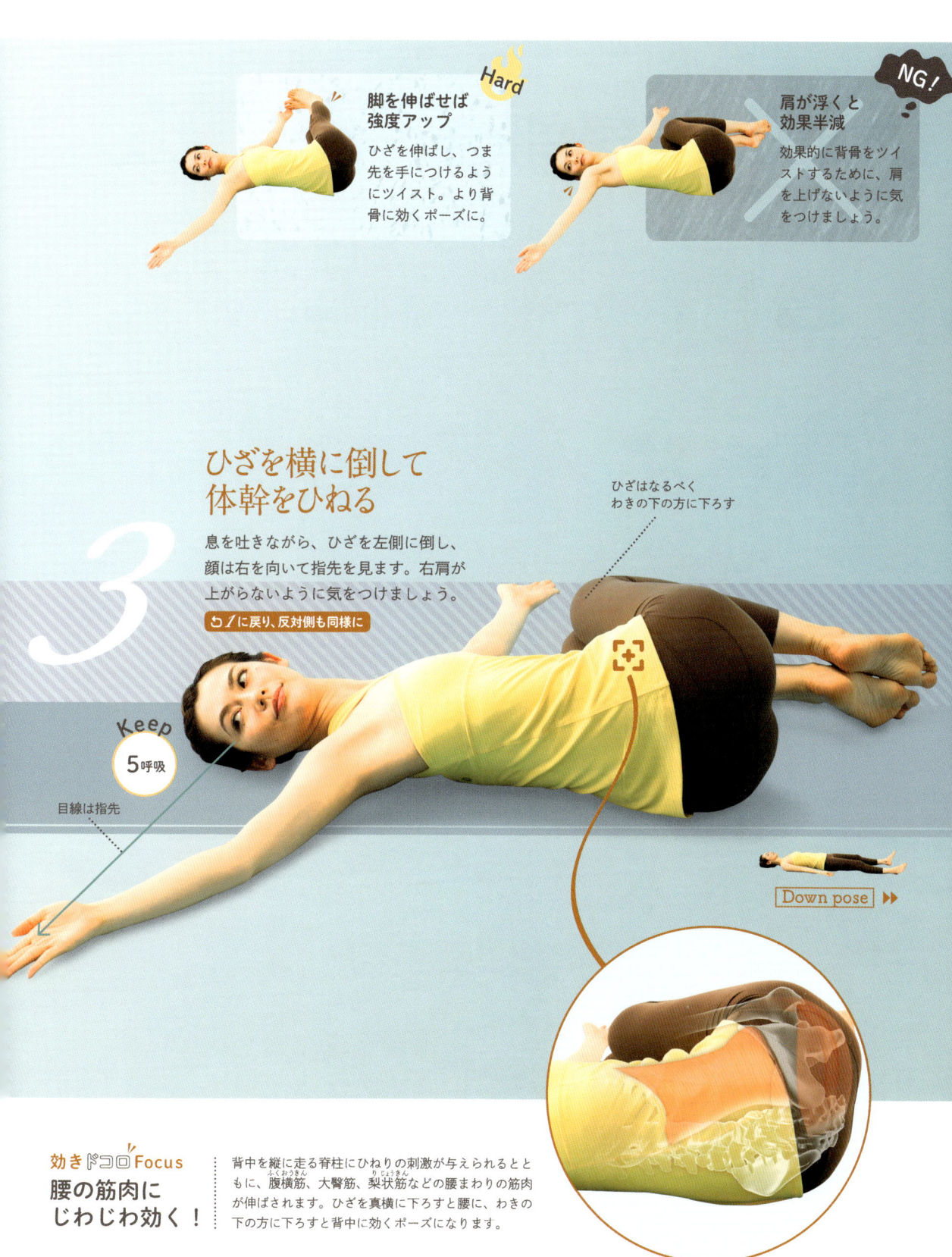

**Hard**
### 脚を伸ばせば強度アップ
ひざを伸ばし、つま先を手につけるようにツイスト。より背骨に効くポーズに。

**NG!**
### 肩が浮くと効果半減
効果的に背骨をツイストするために、肩を上げないように気をつけましょう。

## 3 ひざを横に倒して体幹をひねる

息を吐きながら、ひざを左側に倒し、顔は右を向いて指先を見ます。右肩が上がらないように気をつけましょう。

↪1に戻り、反対側も同様に

ひざはなるべくわきの下の方に下ろす

Keep 5呼吸

目線は指先

Down pose ▶▶

### 効きドコロFocus
### 腰の筋肉にじわじわ効く！

背中を縦に走る脊柱にひねりの刺激が与えられるとともに、腹横筋、大臀筋、梨状筋などの腰まわりの筋肉が伸ばされます。ひざを真横に下ろすと腰に、わきの下の方に下ろすと背中に効くポーズになります。

# 腰の深層部の血流改善

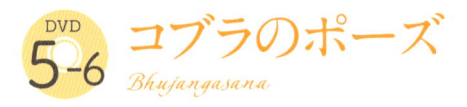

## コブラのポーズ
### Bhujangasana
DVD 5-6

頭を持ち上げたコブラを模したポーズ。脊髄神経が活性化し、内臓機能が高まります。腰の深層部が刺激されて血流がよくなるため、腰痛の予防効果が期待できます。

⚠ 胃潰瘍、ヘルニア、高血圧症、妊娠中の人は行わないこと

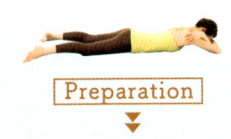

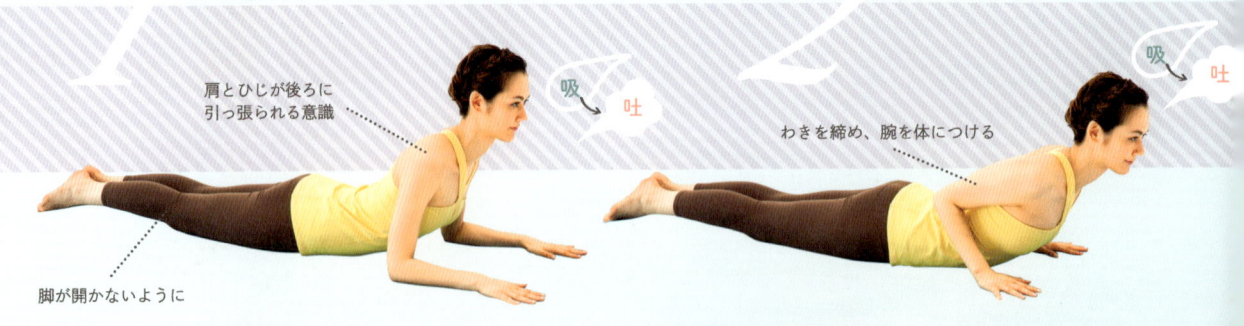

**Preparation**

## 1 前腕を床につけ、胸を浮かせる

肩とひじが後ろに引っ張られる意識

脚が開かないように

吸 → 吐

スフィンクスのポーズで準備をします。両脚をそろえ、前腕を床につけます。息を吸いながら上体を起こし、胸を開きます。一度額を床に下ろし、呼吸を整えましょう。

## 2 ひじを真上に向け、胸を浮かせる

わきを締め、腕を体につける

吸 → 吐

ベビーコブラのポーズです。脚をそろえたまま、ひじを真上に突き上げ、手を胸の横につきます。息を吸いながら上体を起こし、胸を開きましょう。額を床に下ろし、呼吸を整えます。

program 5
背骨まわりがじんわりほぐれる
**自律神経調整プログラム**

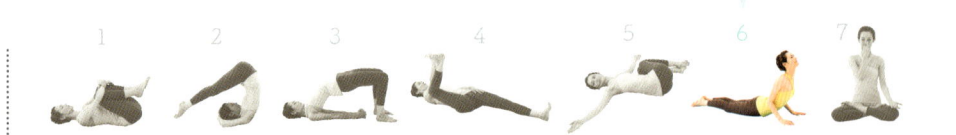

| Item | NG! |
|---|---|
| **痛い場合はブランケットを**<br>上体を反るときに恥骨が当たって痛い場合には、ブランケットをしきましょう。 | **肩が上がると胸が狭まる**<br>胸を大きく開くためには肩を上げると✕。首すじを長く保って肩を下げましょう。 |

## 3 ひじを真上に向け、上体を大きく反らす

コブラのポーズです。ひじを上に突き上げ、手は胸の横。息を吸いながら上体を起こし、最後にあごを上に向けます。ワニのポーズ（P.26）で呼吸を整えます。

⟲ 3をあと2回繰り返す

**Keep 5呼吸**

- 目線は斜め上
- 首の筋肉を使ってあごを上に向ける
- 背中の筋肉を使い上半身を上げる
- 脚をそろえる
- 下腹部を床につける
- 手は支える程度

Down pose ▶▶

### 効きドコロ Focus
**背中の深層部の筋肉を刺激**

背中のやや深層部の脊柱起立筋、さらに深層部の半棘筋や回旋筋を刺激します。体を反らすときには背中の深層の筋肉を使うことを意識し、肩を上げたり、腕の力に頼ったりしないように気をつけましょう。

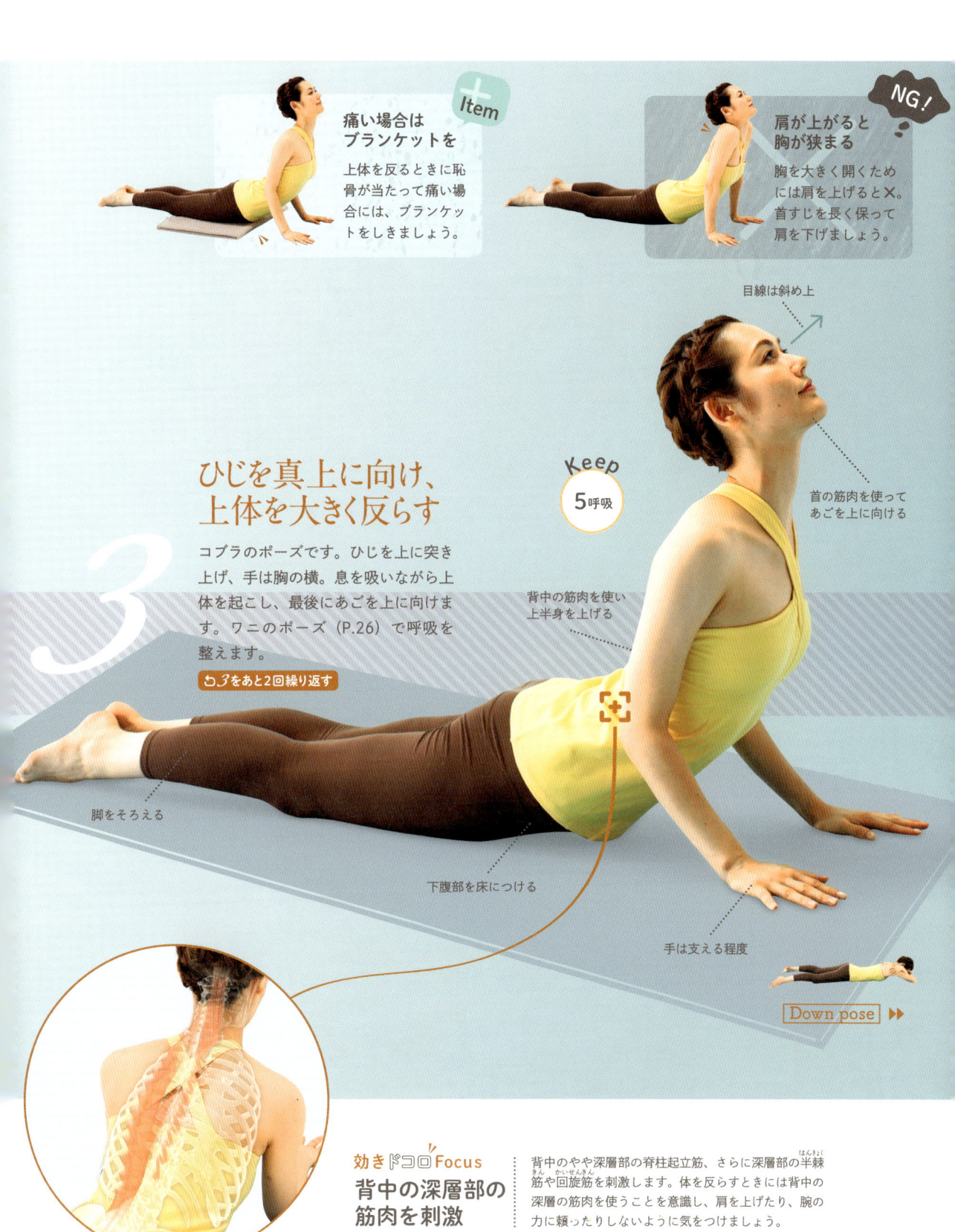

Step for Pranayama

program 5 　背骨まわりが じんわりほぐれる **自律神経調整プログラム**

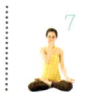

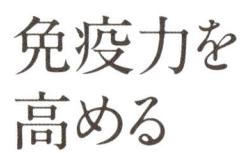

## 免疫力を高める

DVD 5-7 ナーディーショーダナ
*Nadi Shodhana*

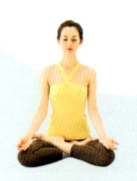

Preparation

両鼻を均等に通し、詰まりのない状態に整えます。エネルギーの通り道をキレイにしましょう。

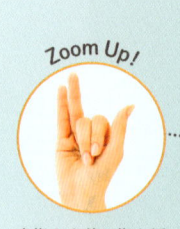

**Zoom Up!**
中指と人差し指を折り曲げて。必ず右手で鼻を押さえます。

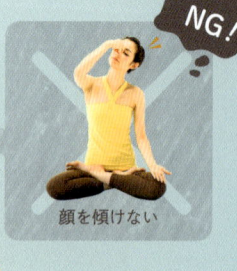

**NG!** 顔を傾けない

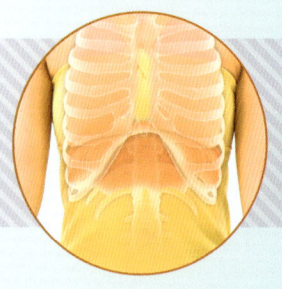

**効きドコロ Focus**
**横隔膜の動きを意識**
両鼻から均等に空気を通すことにより、スムーズな呼吸を促し、肺が大きく広がります。

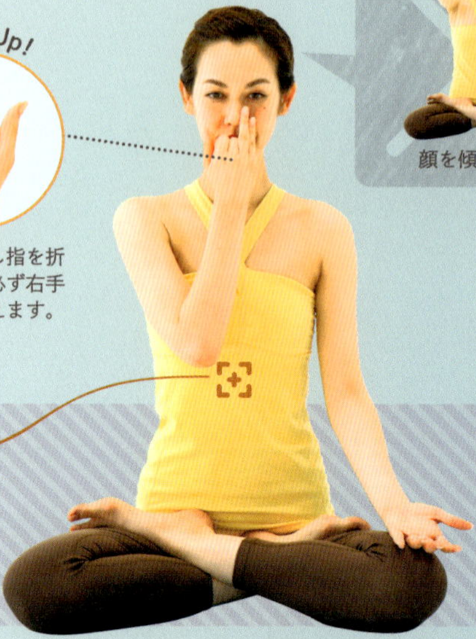

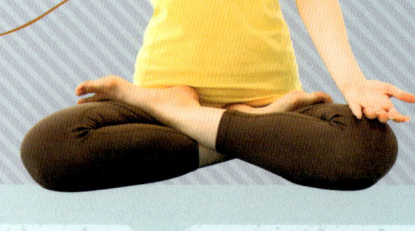

両鼻で息を吐き切り、左鼻から吸う→右鼻から吐く→右鼻から吸う→左鼻から吐くを繰り返します。吸：吐＝4カウント：8カウント＝1：2です。

吐き切る ≫ 親指で右鼻を押さえて **左鼻から** ① 吸 4カウント → 薬指で左鼻を押さえて **右鼻から** ② 吐 8カウント

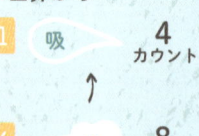

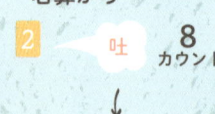

自然呼吸に戻る ≪ ④ 吐 8カウント ← ③ 吸 4カウント

①〜④を ×7ラウンド

---

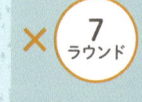

*Petit Column*
### いま、どちらの鼻で呼吸をしている？

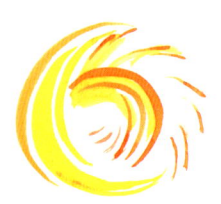

私たちは、片方の鼻の穴を交互に使って呼吸をしています。自分の呼吸を確認してみると分かりますが、切り替えの周期はおよそ2時間。この現象は自律神経により制御されています。

ナーディーショーダナは片鼻呼吸法と呼ばれ、左右の鼻の通りを均等に整えることで、自律神経のバランスを調整する調気法の準備ステップ。左鼻は月（チャンドラ）に関係し、安定やリラックスといった静的なものの象徴。右鼻は太陽（スーリヤ）に関係し、刺激や活発さといった動的なものの象徴です。

エネルギーが欲しいときは右鼻で呼吸を、興奮を鎮めたいときには左鼻で呼吸をしてみると、理想の心身の状態に近づけるかもしれません。

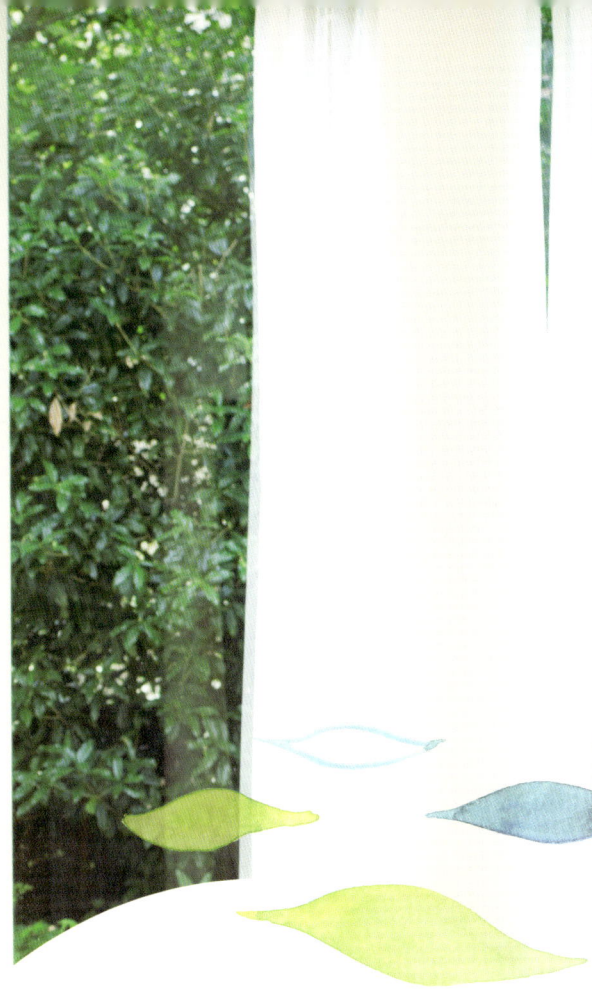

## DVD特典

**program 6** *Morning program*
スッキリ目覚める 寝起きプログラム

**program 7** *Night program*
寝つきがよくなる おやすみプログラム

**program 8** *Long program*
しっかりやりたい！ロングプログラム

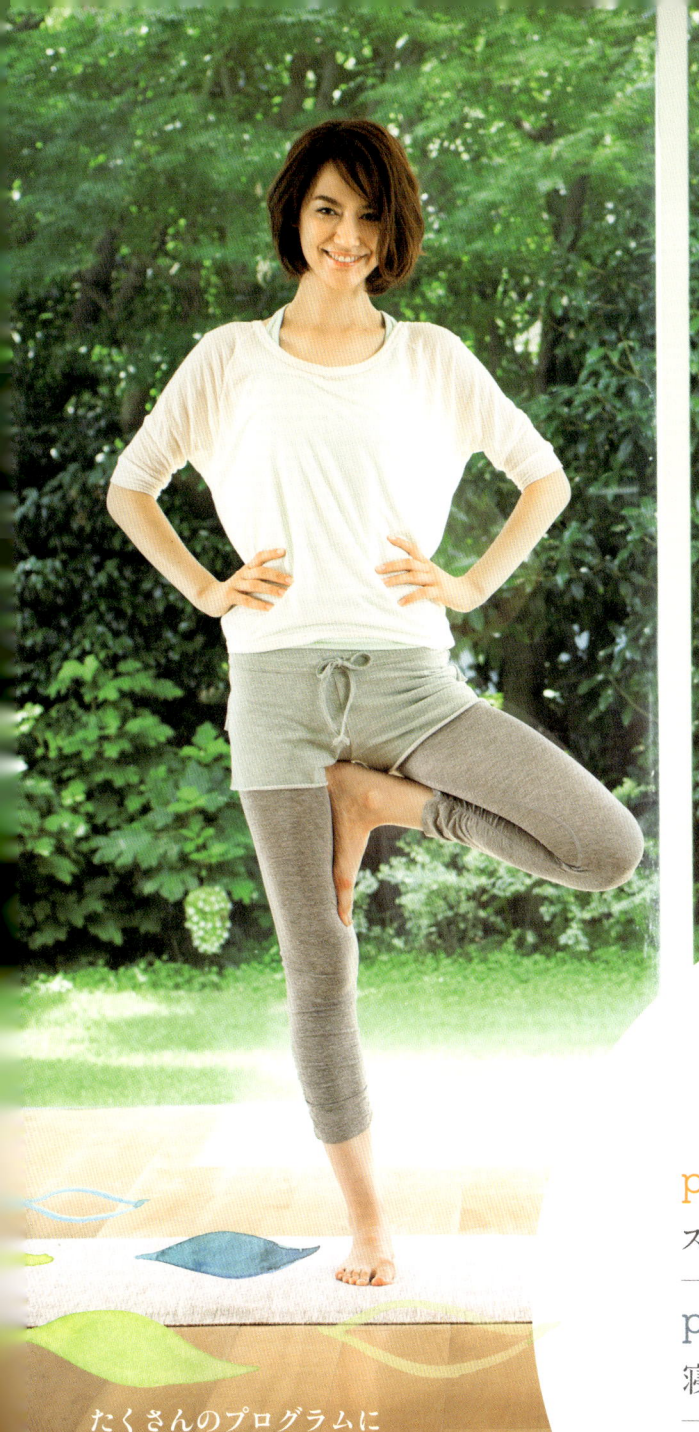

たくさんのプログラムに
チャレンジしたい
気分や体調に合わせて
プログラムを選びたい
そんな希望に応える
DVD特典プログラムです

**DVD特典**

# program 6 [13'17"]
## スッキリ目覚める 寝起きプログラム

**DVD 6** *Morning program*

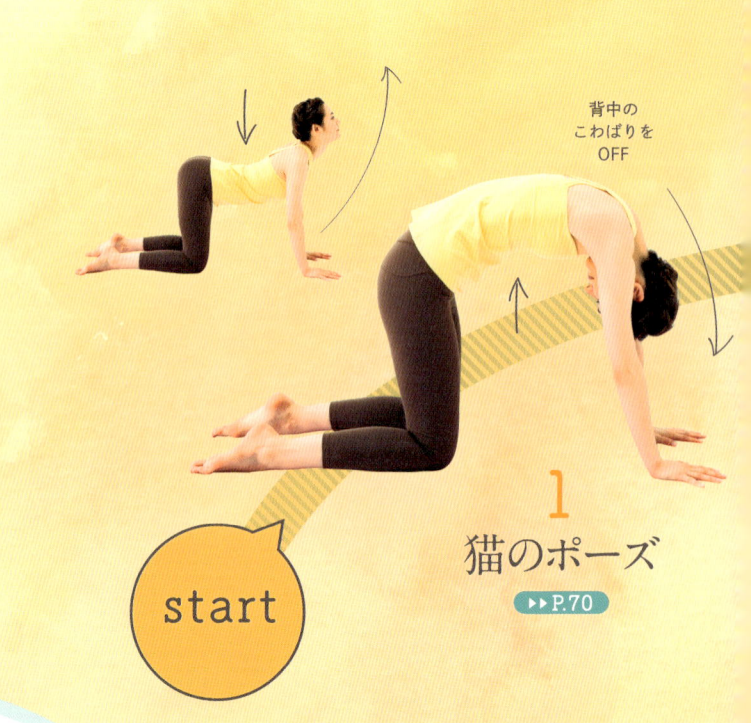

**1 猫のポーズ**
▶▶P.70

背中の
こわばりを
OFF

start

**6 カパーラバーティ**
▶▶P.100

気分を高める

清々しい気分で一日をSTART！

### 少しずつ
### 体を目覚めさせ
### エネルギーチャージ！

朝のこわばった体を目覚めさせるプログラム。時間のない朝でもできる6ポーズをチョイスしました。立って体を大きく動かしたあとは、気分の高まる浄化法を行って前向きな気持ちに。寝起きの体はこわばりや緊張が強いので、少しずつ、ムリなく体をほぐしていきましょう。

※プログラムの最後には、くつろぎのポーズ(P.26)を5分以上行い、静かに呼吸を整えましょう。プログラムの効果が高まります。

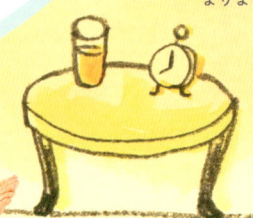

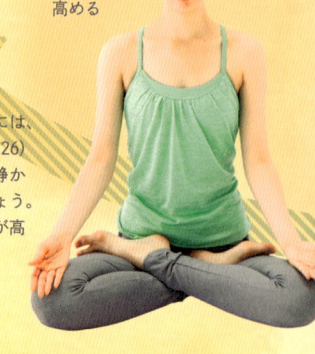

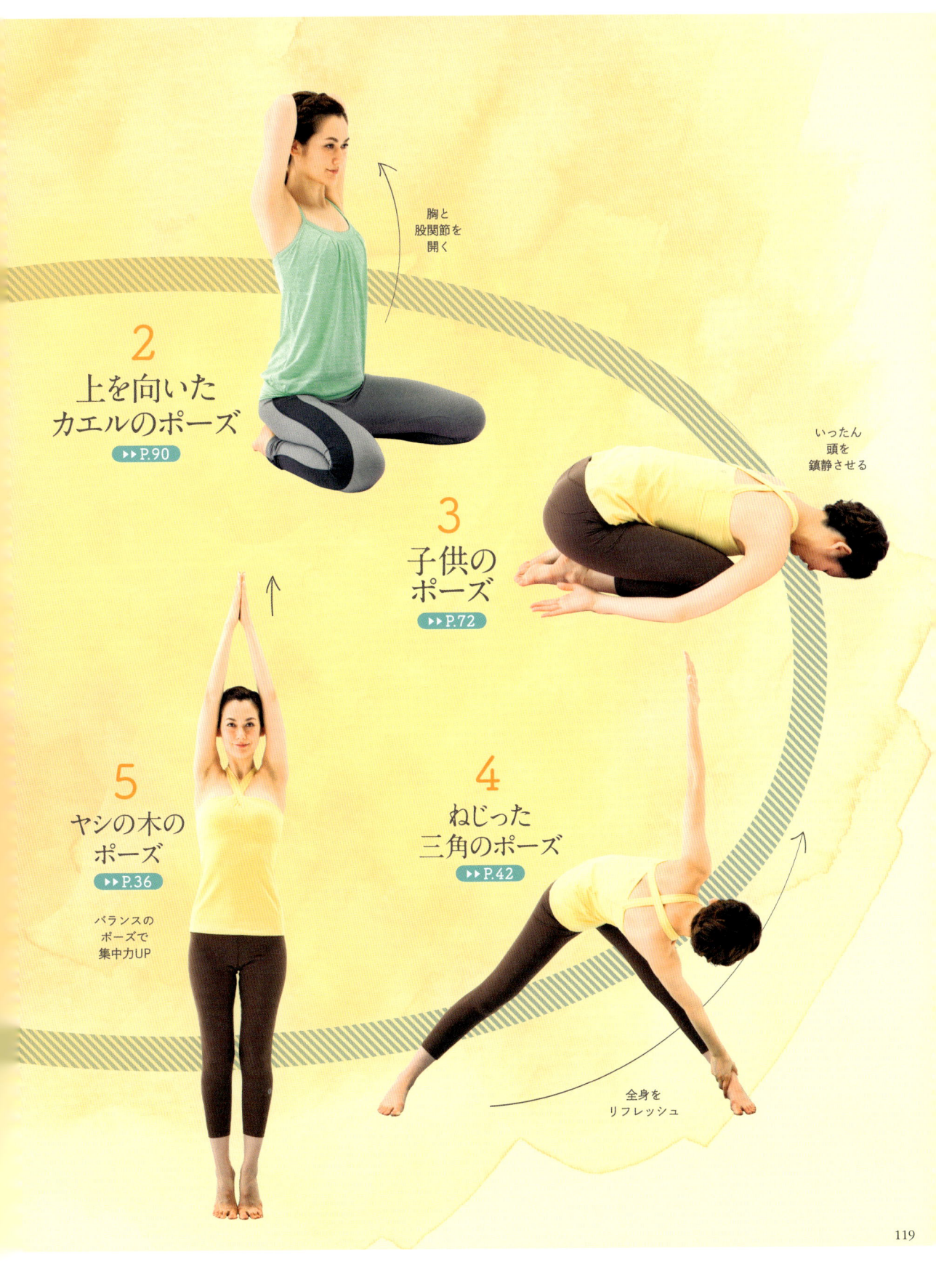

## 2
### 上を向いた カエルのポーズ
▶▶ P.90

胸と股関節を開く

## 3
### 子供のポーズ
▶▶ P.72

いったん頭を鎮静させる

## 4
### ねじった三角のポーズ
▶▶ P.42

全身をリフレッシュ

## 5
### ヤシの木のポーズ
▶▶ P.36

バランスのポーズで集中力UP

**DVD特典**

## program 7 [20'23"]
## 寝つきがよくなる
# おやすみプログラム

DVD 7  *Night program*

安らかな気持ちで眠りへ

### 翌日に疲れを残さない夜のメンテナンスプログラム

一日の疲れ、だるさを取り去るプログラム。逆転のポーズは脚のむくみを取るので、帰宅後におすすめ。特に肩立ちのポーズは甲状腺を刺激し美肌効果があるので寝る前に◯。続いて頭と内臓をリラックスさせるポーズを順に行い、副交感神経を優位にします。頭と心を完全に鎮静させましょう。

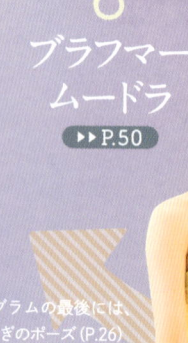

脚のむくみをとり、血流促進

**start**

**1 半分の鋤（すき）のポーズ**
▶▶ P.92

**6 ブラフマームードラ**
▶▶ P.50

頭と心の鎮静

※プログラムの最後には、くつろぎのポーズ（P.26）を5分以上行い、静かに呼吸を整えましょう。プログラムの効果が高まります。

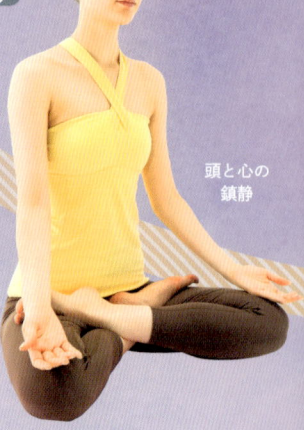

美肌を促し
アンチエイジング

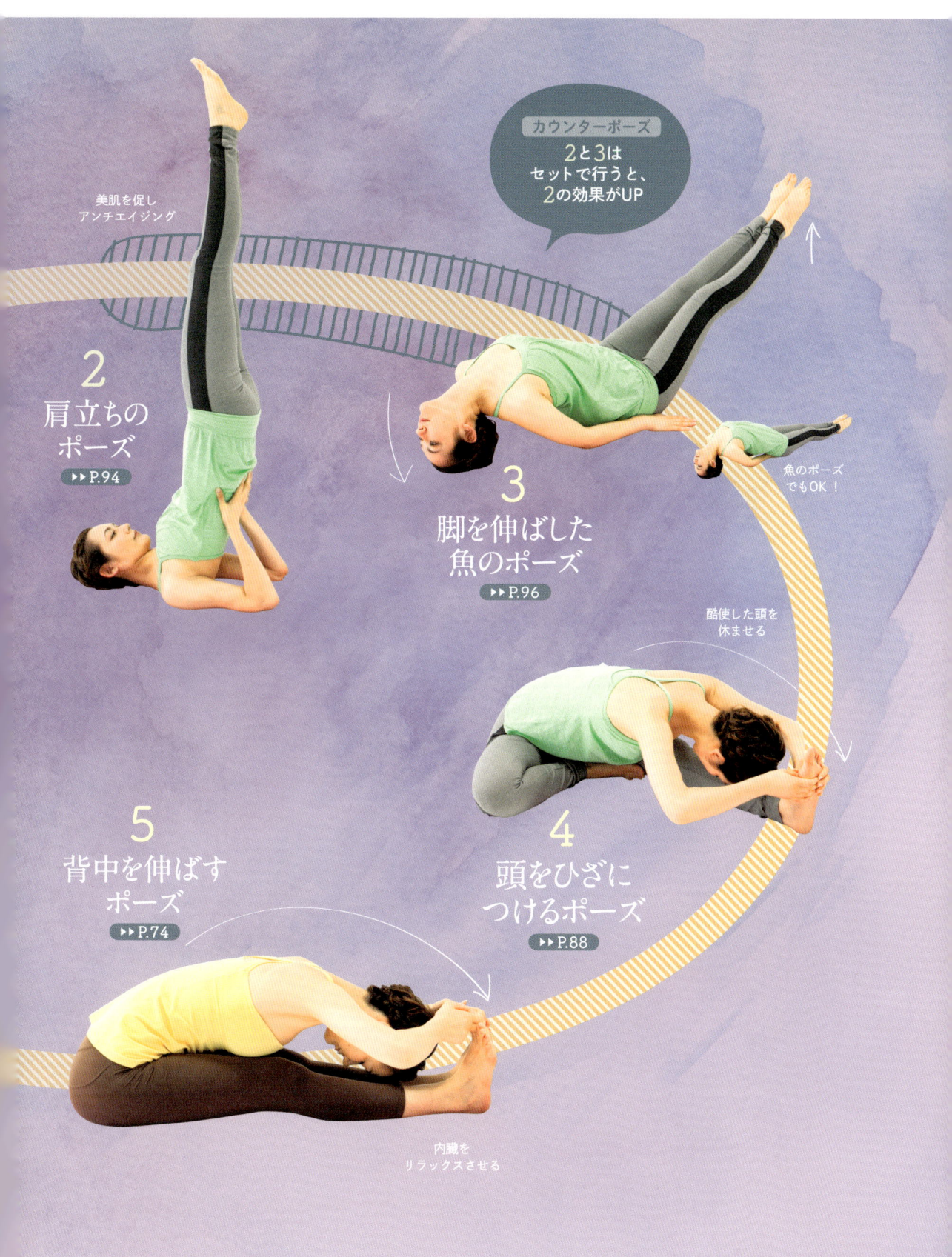

カウンターポーズ
2と3は
セットで行うと、
2の効果がUP

## 2 肩立ちのポーズ
▶▶P.94

## 3 脚を伸ばした魚のポーズ
▶▶P.96

魚のポーズ
でもOK！

酷使した頭を
休ませる

## 5 背中を伸ばすポーズ
▶▶P.74

## 4 頭をひざにつけるポーズ
▶▶P.88

内臓を
リラックスさせる

DVD特典

## program 8 [38'00"]
## しっかりやりたい！ロングプログラム

DVD 8　*Long program*

start

1 太陽礼拝　▶▶P.28
血液循環をよくするウォームアップ

7 弓のポーズ　▶▶P.58
体の前面を伸ばす

8 ラクダのポーズ　▶▶P.60
全身を開く

9 ヨーガムドラー　▶▶P.82
お腹をリラックス

### 体が開いて呼吸が深まるのを感じながらチャレンジ！

太陽礼拝で体をアクティブな状態にしてから、しっかりとポーズを行っていきます。「（逆転）仰向け→うつ伏せ→座位」という流れは、赤ちゃんが立ち上がるまでのプロセスと同じ。呼吸が深まって、体が覚醒していくイメージを持って行いましょう。太陽礼拝の回数を増やせば、さらにロングに。

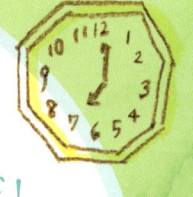

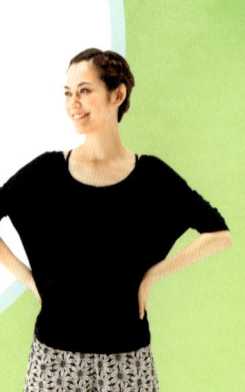

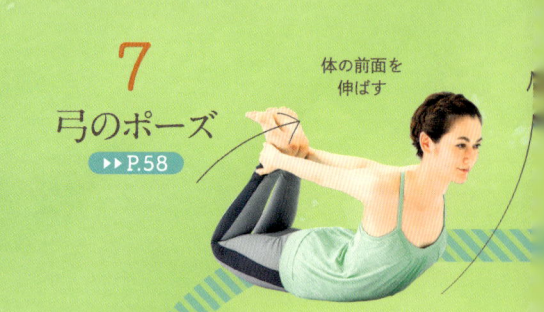

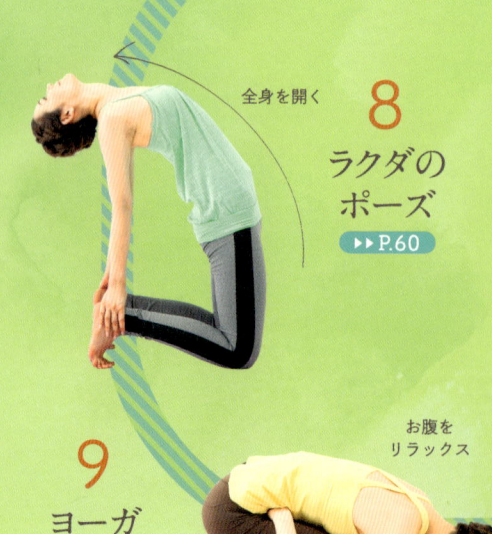

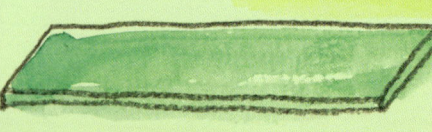

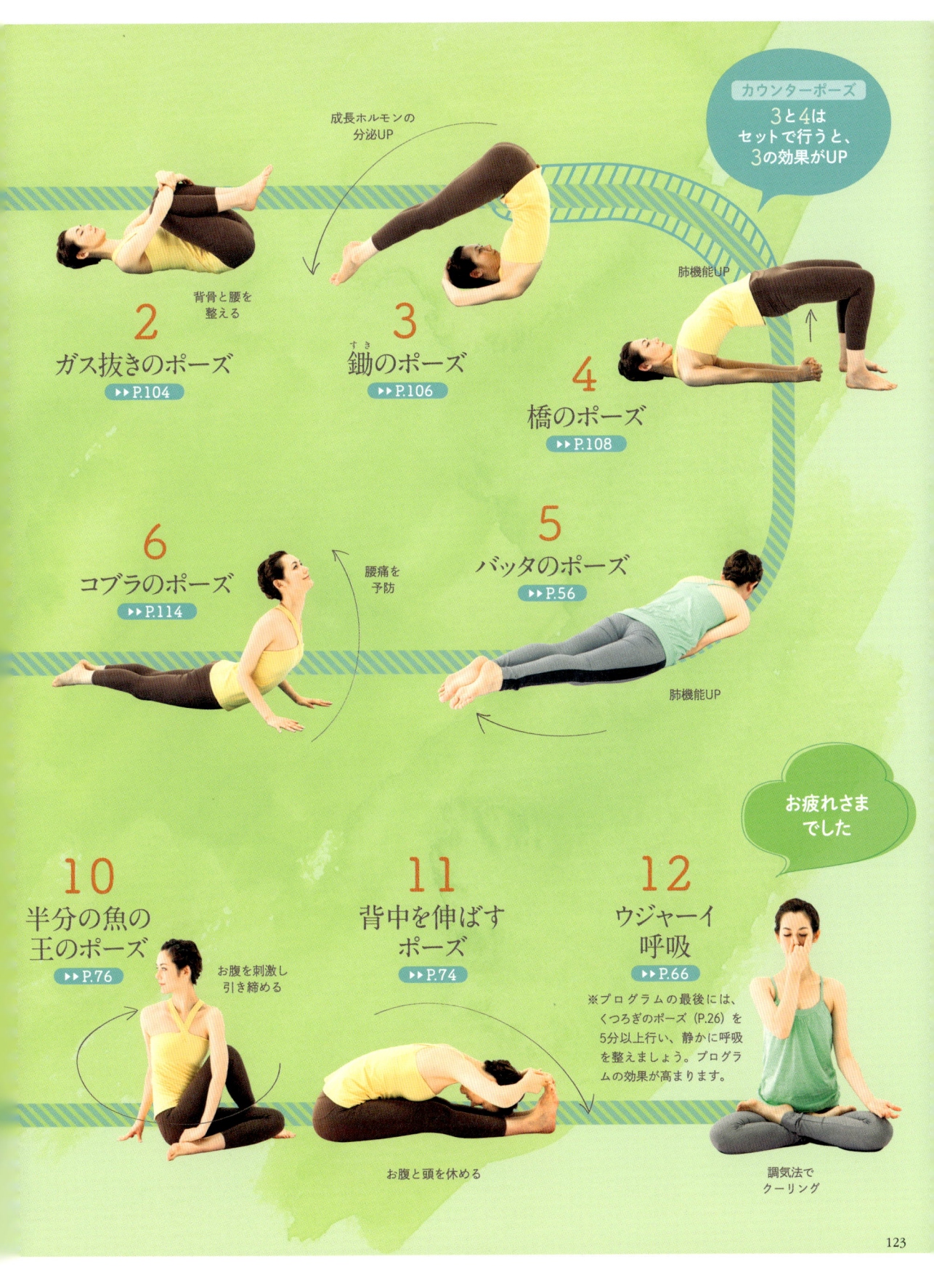

カウンターポーズ
3と4は
セットで行うと、
3の効果がUP

成長ホルモンの
分泌UP

## 2 ガス抜きのポーズ
▶▶ P.104

背骨と腰を
整える

## 3 鋤(すき)のポーズ
▶▶ P.106

肺機能UP

## 4 橋のポーズ
▶▶ P.108

## 6 コブラのポーズ
▶▶ P.114

腰痛を
予防

## 5 バッタのポーズ
▶▶ P.56

肺機能UP

お疲れさま
でした

## 10 半分の魚の王のポーズ
▶▶ P.76

お腹を刺激し
引き締める

## 11 背中を伸ばすポーズ
▶▶ P.74

お腹と頭を休める

## 12 ウジャーイ呼吸
▶▶ P.66

※プログラムの最後には、くつろぎのポーズ（P.26）を5分以上行い、静かに呼吸を整えましょう。プログラムの効果が高まります。

調気法で
クーリング

# シャバーサナ
# ガイダンス
### DVD *Savasana guidance*

アイピローなどで
額に圧を
かけながら

安らぐ
香りに
包まれながら

好きな
風景を
思い浮かべる

暗めの空間で

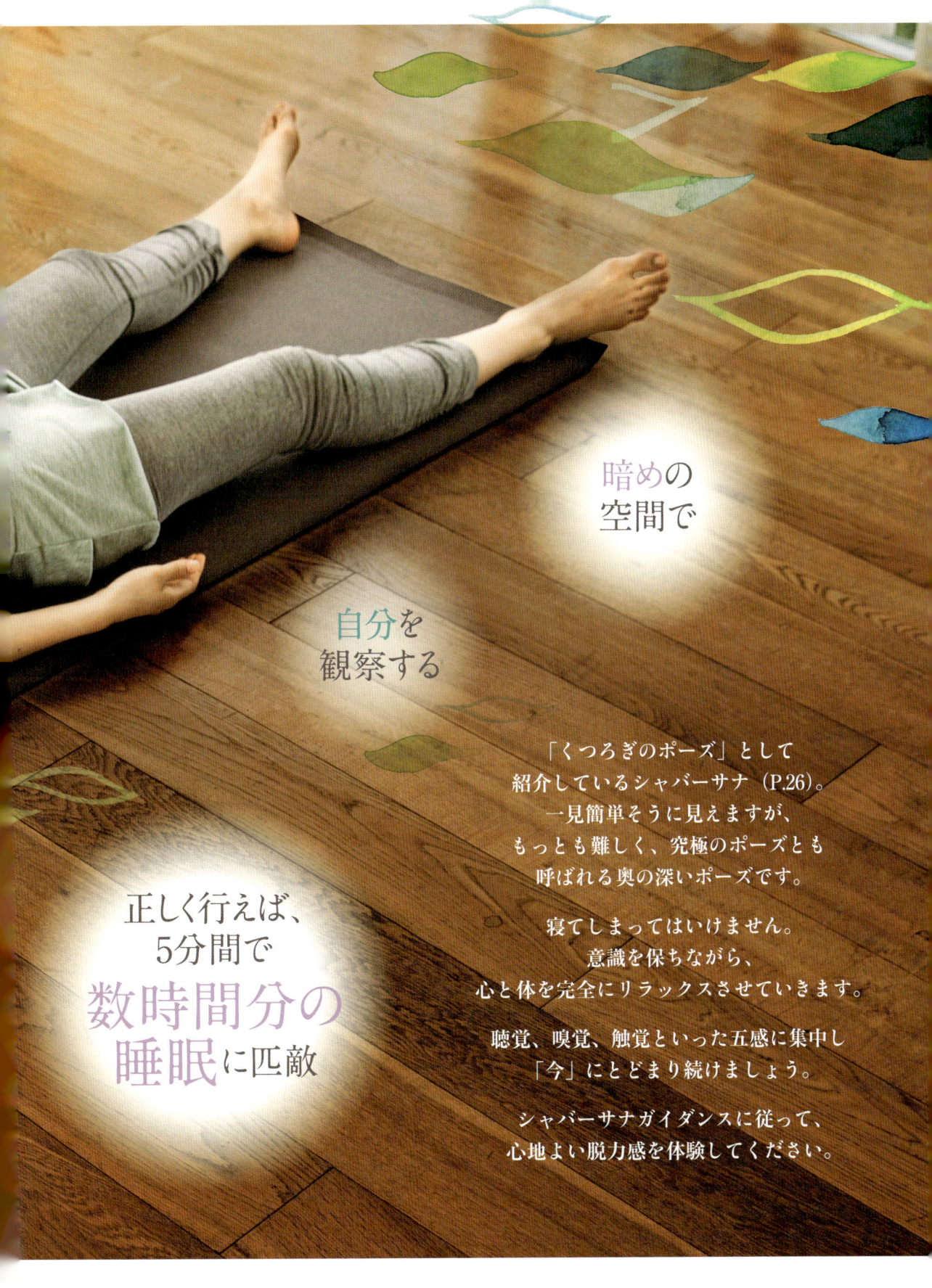

自分を観察する

正しく行えば、
5分間で
**数時間分の睡眠**に匹敵

「くつろぎのポーズ」として
紹介しているシャバーサナ（P.26）。
一見簡単そうに見えますが、
もっとも難しく、究極のポーズとも
呼ばれる奥の深いポーズです。

寝てしまってはいけません。
意識を保ちながら、
心と体を完全にリラックスさせていきます。

聴覚、嗅覚、触覚といった五感に集中し
「今」にとどまり続けましょう。

シャバーサナガイダンスに従って、
心地よい脱力感を体験してください。

## おわりに
### epilogue

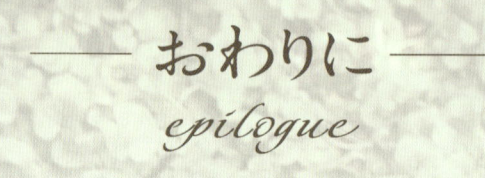

「カラダを整える やさしいヨガプログラム」を
体験していただけましたでしょうか？
現代に生きる私たちの誰もが取り組みやすいように、
ヨガの伝統的な理論と技法をアレンジしてまとめました。
忙しい毎日に取り入れられる、お気に入りの1ポーズを見つけてみてください。
頭で難しく考えず、自分にとっての「快適さ」を大切にして行ってくださいね。
まるで時が止まったかのように、心地よく安定したポーズが
保たれたとき、ヨガがより深まっていくことでしょう。
ポーズ以外にも、ライフスタイルの参考として、
インド伝承医学「アーユルヴェーダ」の教えを紹介しています。
まずはムリなくできることから取り入れて、
アーユルヴェーダとヨガの魅力を感じながら毎日を過ごしてみてください。
最後に、本書の制作に携わったすべての方、
そして本書を手に取ってくださった皆さまに、
心から感謝を申し上げます。

監修　近藤真由美

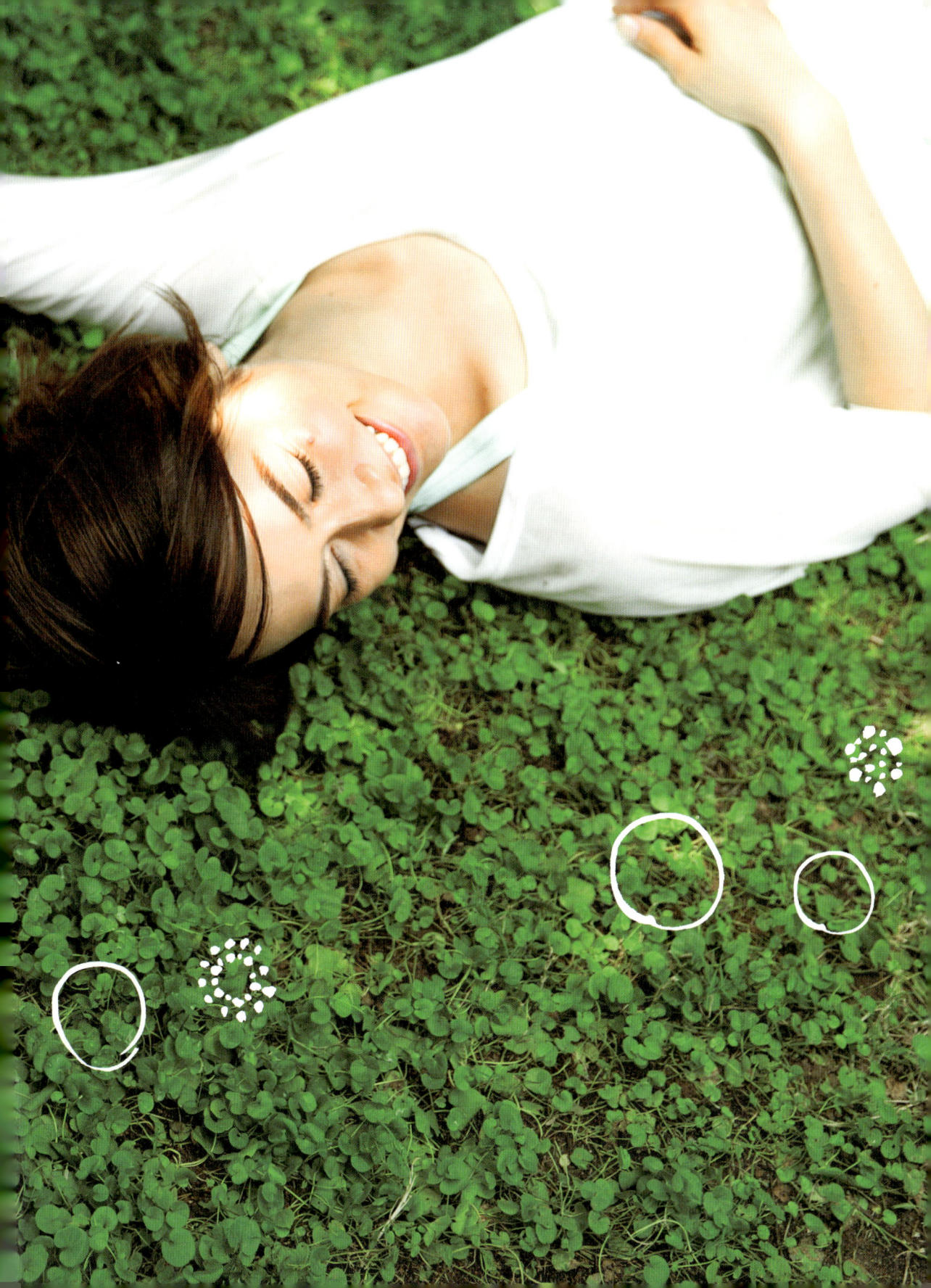

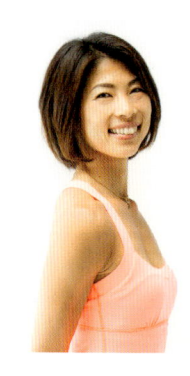

**監修**
**近藤 真由美（こんどう まゆみ）**

アンダー ザ ライト ヨガスクールでヨガを指導。
http://www.underthelight.jp

一般クラスと数々の指導者養成コースを担当のほか、心療内科でも指導をする。伝統的なヨガとアーユルヴェーダを取り入れた豊かなライフスタイルを実践し、国内およびインドでヨガを学び続けている。
米国ヨガアライアンス認定講師（E-RYT200 RYT500）／ヨーガ療法士／エサレンボディワークプラクティショナー／アーユルヴェーダライフスタイルカウンセラー

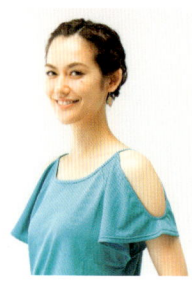

**実演**
**AVI**

イギリス人の父と日本人の母を持つハーフ。
モデルとして、日本および海外にて、雑誌、広告、CM、ファッションショー等で活躍。トークショーやテレビにも出演。
米国ヨガアライアンス認定ヨガ講師（RYT200）取得。現在「RYT500」に挑戦中。ネイリストの資格を持つなど、その活動の幅は多彩である。

| | |
|---|---|
| 撮影協力 | easyoga（イージーヨガジャパン） http://www.easyoga.jp/ |
| | Real Stone（株式会社ボディーアートジャパン） http://www.realstone.jp/ |
| 撮影 | 是枝右恭 |
| ヘアメイク | 高松由佳（スチーム） |
| CG制作 | （株）BACKBONEWORKS |
| イラスト | MASAMI（P14-17,21,23,24-25） |
| 装丁・デザイン | 荒尾彩子　横山詩歩　浦田貴子　伊藤有里（Concent, Inc.） |
| DVD制作 | 合同会社セクションナイン |
| 校正 | 本郷明子　木串かつこ |
| 編集協力 | 有國芙美 |
| 編集 | 朝日新聞出版　生活・文化編集部（森香織　市川綾子） |

## DVD付　カラダを整える
# やさしいヨガプログラム

| | |
|---|---|
| 監修者 | 近藤真由美 |
| 発行者 | 須田剛 |
| 発行所 | 朝日新聞出版 |
| | 〒104-8011　東京都中央区築地5-3-2 |
| | 電話（03）5541-8996（編集） |
| | 　　（03）5540-7793（販売） |
| 印刷所 | 図書印刷株式会社 |

価格はカバーに表示してあります。
落丁・乱丁の場合は弊社業務部（電話03-5540-7800）へご連絡ください。
送料弊社負担にてお取り替えいたします。

本書および本書の付属物を無断で複写、複製(コピー)、引用することは著作権法上での例外を除き禁じられています。また代行業者等の第三者に依頼してスキャンやデジタル化することは、たとえ個人や家庭内の利用であっても一切認められておりません。

©2014 Asahi Shimbun Publications Inc.
Published in Japan by Asahi Shimbun Publications Inc.
ISBN　978-4-02-333007-8